U0217123

子宫癌及卵巢癌
防治超图解

［日］加藤友康　主编

孟宇乐　译

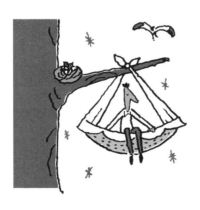

中国纺织出版社有限公司

图书在版编目（CIP）数据

子宫癌及卵巢癌防治超图解 / （日） 加藤友康主编；
孟宇乐译. -- 北京：中国纺织出版社有限公司, 2023.1
ISBN 978-7-5180-9436-3

Ⅰ. ①子… Ⅱ. ①加… ②孟… Ⅲ. ①子宫肿瘤—防
治—图解②卵巢癌—防治—图解 Ⅳ. ①R737.3-64

中国版本图书馆CIP数据核字（2022）第049865号

SAISHIN SHIKYUGAN RANSOGAN CHIRYO
Supervised by Tomoyasu Kato
Copyright © SHUFU TO SEIKATSU SHA CO.,LTD., 2018
All rights reserved.
Original Japanese edition published by SHUFU TO SEIKATSU SHA CO.,LTD.

Simplified Chinese translation copyright © 202* by China Textile & Apparel Press
This Simplified Chinese edition published by arrangement with SHUFU TO SEIKATSU
SHA CO.,LTD., Tokyo, through HonnoKizuna, Inc., Tokyo, and Shinwon Agency Co.
Beijing Representative Office, Beijing
本书中文简体版经 SHUFU TO SEIKATSU SHA CO.,LTD. 授权，由中国纺织出版社
有限公司独家出版发行。
本书内容未经出版者书面许可，不得以任何方式或任何手段复制、转载或刊登。
著作权合同登记号：图字：01-2022-3341

责任编辑：傅保娣 责任校对：高 涵 责任印制：王艳丽

中国纺织出版社有限公司出版发行
地址：北京市朝阳区百子湾东里 A407 号楼 邮政编码：100124
销售电话：010—67004422 传真：010—87155801
http://www.c-textilep.com
中国纺织出版社天猫旗舰店
官方微博 http://weibo.com/2119887771
天津千鹤文化传播有限公司印刷 各地新华书店经销
2023 年 1 月第 1 版第 1 次印刷
开本：880×1230 1/32 印张：5
字数：132 千字 定价：39.80 元

凡购本书，如有缺页、倒页、脱页，由本社图书营销中心调换

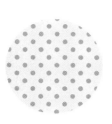

前　言

　　当你被医生告知患了癌症的那一瞬间，大脑一定会一片空白吧！马上会想到自己是否面临着死亡？今后的生活、工作和家庭该怎么办等一大堆担心徘徊在大脑中挥之不去。很多人在好不容易下定决心接受治疗时发现，已经距确诊时间过去了好几周。我想，看到本书的读者之中，恐怕也会有这样犹豫之后才稍稍平静下来而开始迈出下一步的人吧！本书就是面对那些被诊断为妇科恶性肿瘤（子宫颈癌、子宫内膜癌、卵巢癌、输癌卵管、腹膜癌）的女性及其周围的人们，告诉她们面对这些癌症的方法。

　　据日本2012年统计数据，当年被诊断为癌症的男性共50万人，女性为36万人。虽然说一般男性更容易患癌症，但是20~54岁的女性患癌人数更多。发病率最高的是乳腺癌及妇科恶性肿瘤。子宫颈癌发病的高峰期在40~45岁，子宫内膜癌在50~55岁，卵巢癌在55~60岁。其特征是，这些年龄段的女性正处于还可以在社会上大展宏图的时期（2012年全国推测值，由日本国立癌症研究中心和癌症对策信息中心调查）。

　　随着手术、放疗及化疗的进步，目前日本对妇科癌症的治疗已经取得了如下成就：被诊断为Ⅰ期癌症的患者，5年生存率达到了90%左右，远远高于其他类型的癌症。即便是Ⅱ期以上晚期的癌症患者，由于免疫检查点抑制剂及癌症基因靶向治疗等精准医学的快速发展，为生存率的不断提高带来了希望。

如上所述，妇科癌症在经过治疗后能达到很好的效果，意味着患者今后的人生还很长。如果年轻时发病，继续享受长达50年以上的人生也不成问题。也就是说，选择哪种治疗方法，关乎到未来数十年的生存问题。虽然主治医生会向你说明病情并推荐相应的治疗方案，但最终选择哪种治疗方案必须由自己来决定。主治医生一般会按照"根治、保留生育功能、微创"的顺序，选择治疗方案供患者选择。但是毕竟是要杀灭长在身体内的癌症，无论采用哪种治疗方案，或多或少会给身体造成一定的损伤，因此必须充分了解每种治疗方案的利弊，并根据自己的现状及对未来的期望，深思熟虑后做出最佳的选择。

本书主要介绍了妇科癌症的筛查、临床检查、医院的选择、治疗方法、治疗后日常注意事项以及复发后的治疗选择等内容。衷心希望本书能够帮助妇科癌症患者过上更加多彩的人生！

日本国立癌症研究中心中央医院妇科肿瘤科主任

加藤友康

● 目 录

第1章 “疑似患癌”或“被诊断为癌症”时，
应该知道的事情······ 1

癌症治疗的方法由你自己选择 ······ 2

了解子宫、卵巢的结构和功能 ······ 4

子宫癌大致分为两种 ······ 6

子宫颈癌多见于年轻患者 ······ 8

子宫颈癌的病因是由于性行为而感染病毒所导致 ······ 12

子宫内膜癌是由于子宫内膜增生引起 ······ 14

子宫内膜癌与性激素的关系 ······ 18

卵巢癌容易变大，种类多 ······ 20

诱发卵巢癌的危险因素 ······ 26

卵巢癌和子宫癌可能与遗传有关 ······ 28

请注意女性生殖器其他类型的恶性肿瘤 ······ 30

妇科的基础检查和细胞学、组织学诊断 ······ 34

通过影像学、肿瘤标志物等多种方法进行

诊断 ······ 38

专栏 子宫和卵巢癌症以外的疾病 ······ 42

第2章　接受治疗前，需要确认和准备的事项⋯⋯⋯⋯ **43**

当被告知患了癌症时应注意的事项 ⋯⋯⋯⋯⋯⋯⋯⋯⋯ 44

了解子宫颈癌的分期 ⋯⋯⋯⋯⋯⋯⋯⋯⋯⋯⋯⋯⋯ 46

了解子宫内膜癌的分期 ⋯⋯⋯⋯⋯⋯⋯⋯⋯⋯⋯⋯ 48

了解卵巢癌的分期 ⋯⋯⋯⋯⋯⋯⋯⋯⋯⋯⋯⋯⋯⋯ 50

选择你希望接受治疗医院的注意事项 ⋯⋯⋯⋯⋯⋯⋯⋯ 52

接受治疗前需要向医生确认的事项 ⋯⋯⋯⋯⋯⋯⋯⋯⋯ 54

收集癌症相关信息的窍门 ⋯⋯⋯⋯⋯⋯⋯⋯⋯⋯⋯⋯ 56

犹豫不决时，可寻求其他医生的治疗意见 ⋯⋯⋯⋯⋯⋯ 58

怎样将生病的事情告诉家人和公司 ⋯⋯⋯⋯⋯⋯⋯⋯⋯ 60

需要提前了解治疗费用和援助制度 ⋯⋯⋯⋯⋯⋯⋯⋯⋯ 62

住院、手术前需要做的准备 ⋯⋯⋯⋯⋯⋯⋯⋯⋯⋯⋯ 64

专栏　疗愈癌症患者心理的肿瘤心理学 ⋯⋯⋯⋯⋯ 66

第3章　选择子宫癌、卵巢癌的治疗方法⋯⋯⋯⋯⋯ **67**

癌症的3种主要治疗方法 ⋯⋯⋯⋯⋯⋯⋯⋯⋯⋯⋯⋯ 68

子宫颈癌各期治疗方法的选择 ⋯⋯⋯⋯⋯⋯⋯⋯⋯⋯ 70

子宫内膜癌各期治疗方法的选择 ⋯⋯⋯⋯⋯⋯⋯⋯⋯ 76

子宫癌保留生育功能的治疗方法 ⋯⋯⋯⋯⋯⋯⋯⋯⋯ 82

卵巢癌各期治疗方法的选择 ⋯⋯⋯⋯⋯⋯⋯⋯⋯⋯⋯ 84

卵巢癌保留生育功能的治疗方法 ⋯⋯⋯⋯⋯⋯⋯⋯⋯ 90

化疗不良反应的对策 ……………………………………… 92

放疗不良反应的对策 ……………………………………… 98

专栏 形象护理 …………………………………………… 102

第4章 出院后怎么才能安心地生活…………………**103**

什么时候才能恢复正常的生活呢 ……………………… 104

出院后身体容易出现的问题 …………………………… 106

通过膀胱功能训练等方法解决排尿困难 ……………… 108

通过饮食和运动缓解便秘 ……………………………… 110

尽早应对淋巴水肿 ……………………………………… 112

早期发现肠梗阻的关键 ………………………………… 116

雌激素不足引起的卵巢功能衰退 ……………………… 118

不要忽视术后的失落感 ………………………………… 120

术后的性生活 …………………………………………… 122

维持术后健康的日常生活小窍门——饮食 …………… 124

维持术后健康的日常生活小窍门——运动 …………… 126

维持术后健康的日常生活小窍门——缓解压力 ……… 128

专栏 出院后需要紧急就诊的情况 …………………… 130

第5章 关于复发、转移，应该知道的知识…………**131**

至少连续5年到门诊定期复查 ………………………… 132

良好的生活习惯可以降低复发的风险 ………………… 134

提前了解癌症复发时会出现的症状 ·················· 136

癌症复发、转移的治疗方法 ·················· 138

减轻疼痛的缓和医疗 ·················· 142

当你打算选择放弃治疗时 ·················· 146

给女士们的建议·················148

发现阴道不规则出血，请及时去妇科就诊 ·················· 148

即使很健康也要每1~2年做1次妇科癌症筛查 ·················· 149

家人患有卵巢癌，建议接受遗传基因检测 ·················· 150

充分理解之后，接种子宫颈癌疫苗 ·················· 151

第 **1** 章

"疑似患癌"或"被诊断为癌症"时，应该知道的事情

近年来，医生倾向于将"患癌"这件事告知患者。这是因为现在癌症已经不是不治之症了，有治愈的可能性。患者首先要接受现实，为了能够接受最好的治疗，让我们一起先来了解一下"癌症"的真面目吧。

癌症治疗的方法由你自己选择

癌症治疗的发展日新月异，有各种各样的治疗方法可供选择。现在是一个可以根据生活态度和生活方式来选择治疗方法的时代。

你的生活方式将成为选择治疗的指导方针

相信所有人都会谈"癌"色变。特别是明明没有感觉到任何不适，某天体检时发现有些问题，最终被确诊患了癌症时受到的打击，是无法想象的。

经常有患者在刚得知自己患了癌症而导致猛然间大脑一片空白，因为太过突然，根本听不进去医生的详细说明。这是正常反应。再加上患者通常不具备癌症相关知识，因此很难完全理解医生所说的内容。很少有患者能在短时间内做出接受何种治疗的决定。因此，患者先要稳定情绪，了解自己所患癌症的状况。我们可以通过图书或网络等途径来获取信息，因为知识是生命的保护网，我们要熟练利用这些信息源。

癌症的治疗方法以"标准治疗"为中心

主治医生会以"诊疗指南"或"基于标准治疗的治疗方法"为原则向你说明病情和相应的治疗方法，这是选择治疗方法的最初线索。"诊疗指南"是基于国内外收集到的庞大的数据，由专业的医生对于每种疾病，按照科学依据，总结的现阶段最安全有效的标准治疗。

因为治疗方法及新药的研发在不断进步，所以癌症诊疗指南每3年修订1次。

虽说都是癌症，但是根据患者的年龄、体质、所患癌症的种类、发展阶段、是否伴有其他基础疾病以及治疗中和治疗后所期望的生活状态等因素的不同而不尽相同。因此，对于每一例患者来说，最好的治疗方法不一定局限于统一的标准治疗方案。你要认真地听取主治医生提出的几种治疗方案、每种治疗方案存在的利弊、有怎样的效果和会出现什么样的不良反应等。在此基础上，再考虑自己想要选择哪种治疗方法。

所谓理想的生活，是指能否过上自己喜欢、充实和有尊严的生活。为了不降低生活质量，一定要好好地与医生沟通，自己最想要做的是什么。

有的时候仅靠自己的力量是无法决定治疗方案的。根据不同的情况，医生提出的治疗方案，可能会让你一时不知所措。你可以听取一下其他医生的建议（第二治疗意见），也可以与家人商量，或者咨询其他患者及各种机构等。

你有了初步打算后，可以将你的想法告诉医生，再次与医生进行充分的探讨，最终选定适合自己的治疗方案。

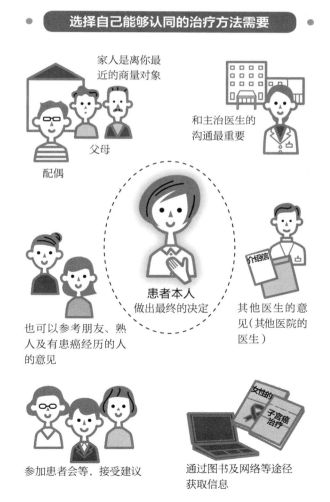

选择自己能够认同的治疗方法需要

家人是离你最近的商量对象

父母

配偶

和主治医生的沟通最重要

患者本人
做出最终的决定

也可以参考朋友、熟人及有患癌经历的人的意见

其他医生的意见（其他医院的医生）

参加患者会等，接受建议

通过图书及网络等途径获取信息

了解子宫、卵巢的结构和功能

女性从初潮开始到绝经，子宫和卵巢一直在不停地工作。我们来一起了解一下与癌症紧密相关的激素。

子宫及卵巢的结构和功能

女性的生殖器分为内生殖器和外生殖器。从受精开始到妊娠、分娩、雌激素的分泌等重要功能都是由内生殖器（包括阴道、子宫、输卵管和卵巢）来完成的。

子宫分为子宫入口处的子宫颈，以及位于深处、孕育胎儿的子宫体。覆盖在子宫体内部的黏膜称为子宫内膜。受精卵在子宫内膜着床、生长。为了能够承受因为胎儿长大而增大的子宫体，子宫的肌肉结实且富有弹性。

卵巢位于盆腔内，左、右各一，和拇指差不多大小，是产生卵细胞、孕育成熟并排出卵子的女性生殖器官，分泌女性激素的内分泌器官。

月经与大脑也紧密相关

卵巢像袋子一样存放着无数个不同发育阶段的卵泡。在脑垂体分泌的卵泡刺激素（FHS）的作用下，其中一个卵泡会在月经周期内迅速生长，发育成成熟的卵泡。

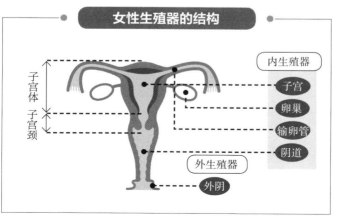

女性生殖器的结构

内生殖器

子宫
卵巢
输卵管
阴道

子宫体
子宫颈

外生殖器

外阴

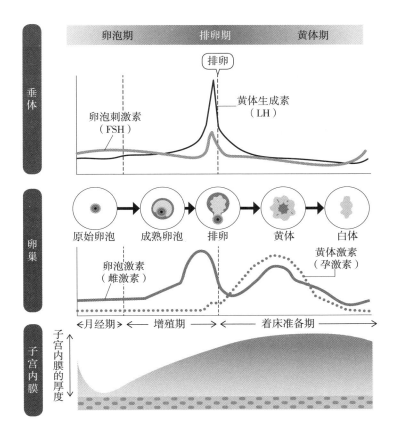

　　成熟的卵泡会产生卵泡激素（雌激素），使子宫内膜增生的同时，向下丘脑—垂体传递信息。下丘脑察觉到雌激素血浆浓度升高，会发出指令，刺激脑垂体释放黄体生成素（LH）。在LH的作用下，成熟的卵泡经卵巢破裂排出后，从腹腔进入输卵管，这个过程称为排卵。排卵后，成为空壳的卵泡就会变为黄体，分泌孕激素（孕酮）。孕激素和雌激素作用于子宫内膜，为受精卵着床做好一切准备。

　　如果没有怀孕的话，2周后黄体就会迅速缩小退化，停止分泌雌、孕激素，因此无法继续作用于子宫内膜，增厚的子宫内膜脱落排出体外的过程就是月经。

　　没有受精的话，就形成了每个月的月经。

子宫癌大致分为两种

癌是自身细胞异常增生所致的疾病，即便都属于子宫癌，但子宫颈癌和子宫内膜癌发病的原因不同，也是有很大区别的。

癌是无法控制的异常增生细胞

人体内有几十万亿个细胞，它们在不断地分裂和增殖。正常的状态下，为了保持细胞数量的基本稳定，机体会有相应的调控系统抑制细胞过度分裂、增殖。但是当基因发生突变、细胞不再受生长调控系统管制时，就会开始过度增殖。这些过度增殖的细胞称为肿瘤细胞。肿瘤细胞聚集在一起就形成了肿瘤。增长缓慢、生长到一定大小就会停止的是良性肿瘤，一般对身体没有太大的危害。与之相对，在破坏正常细胞的同时，不断增殖的是恶性肿瘤，也就是癌。癌细胞随着发展还会侵入到周围正常组织，并通过血液循环系统或淋巴系统转移到身体其他部位，引起脏器功能衰竭，最终危及生命。严格来说，恶性肿瘤分为癌和肉瘤。虽然它们的性质和特征几乎没什么不同，但是可以根据出现的部位进行区别。

癌是发生在上皮细胞来源的肿瘤，除了构成身体表面及脏器黏膜的上皮外，还有从子宫、卵巢以及肺、肝、胰腺、肾等实质性脏器（不是像大肠一样的空腔脏器，而是实质性器官）的上皮细胞异常增生产生的。肉瘤则是从骨、软骨、肌肉、脂肪、血管等非上皮细胞产生的恶性肿瘤。骨肉瘤就是代表性的肉瘤。此外，血液疾病中的白血病也属于恶性肿瘤。

癌症早期症状不明显，所以很难被发现

癌症的性质和其他疾病有所不同。例如，患肺炎后，会导致肺功能下降，影响日常生活，因此能够立刻感觉到自己生病了。但是如果是癌

症的话，细胞正处于增殖阶段（健康的状态），别说早期了，即使到了进展期也很难感觉到身体不适，当然也不会影响到日常生活。等到身体发出不适信号时，往往为时已晚，也是这个原因。而且，因为增生的是自身的细胞，所以排除异己的免疫系统也不能充分发挥作用。从这个角度上来说，也是非常麻烦的事情。

子宫癌分为子宫颈癌和子宫内膜癌两种

子宫颈癌和子宫内膜癌统称为子宫癌。因为持续感染了人乳头瘤病毒（HPV），在子宫入口的宫颈处发生的癌症称为子宫颈癌。而与**雌激素**关系较密切，在子宫深处的子宫体发生的癌症称为子宫内膜癌。子宫颈癌和子宫内膜癌即便发生于同一个子宫，其发病的机制也完全不同。而且一般实施的子宫癌筛查只筛查子宫颈癌，并不包含子宫内膜癌。

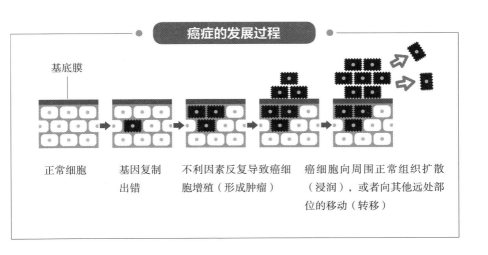

癌症的发展过程

基底膜

正常细胞　基因复制　不利因素反复导致癌细　癌细胞向周围正常组织扩散
　　　　　出错　　胞增殖（形成肿瘤）　（浸润），或者向其他远处部
　　　　　　　　　　　　　　　　　　位的移动（转移）

子宫颈癌多见于年轻患者

子宫颈癌是发生在阴道和子宫颈交界处的癌症。根据细胞的种类，子宫颈癌可分为几种不同的类型。

在子宫颈鳞柱上皮交界区发生的癌症

子宫颈癌，顾名思义，是发生在子宫入口处子宫颈部的癌症。子宫颈靠近阴道部分表面覆盖着由多层细胞重叠而成的鳞状上皮细胞。而深部靠近子宫的宫颈表面则覆盖着柱状上皮细胞（腺细胞）。在子宫颈鳞状上皮和柱状上皮的交界处称为"鳞柱上皮交界区"（SCJ），这个区域是子宫颈癌的高发区域。鳞柱上皮交界区会受到雌激素的影响，当女性进入成熟期时，鳞柱上皮交界区位于子宫颈的入口附近，进入更年期后，鳞柱上皮交界区会向子宫颈的深部内移，退缩至宫颈管不易显露的位置，因此随着年龄的增长，子宫颈癌的发现会变得越来越困难。

但是，子宫颈癌好发于比较年轻的女性，随着年龄的增长，患子宫内膜癌的人群反倒越来越多。子宫颈癌的发生与持续感染人乳头瘤病毒（HPV）有着密切的关系（参见第12页）。虽然感染HPV后并不会立刻发展成子宫颈癌，但因为近年来，年轻人的性行为越来越开放，因此，子宫颈癌的发病人群有增长的趋势。

根据发生的细胞不同大致分为3类

根据发生癌症的细胞种类，可将子宫颈癌大致分为3类：发生于鳞状上皮细胞的鳞状上皮癌（简称鳞癌），发生于分泌黏液等腺细胞的腺癌，以及由两者混合构成的腺鳞癌。其中鳞癌占子宫颈癌总数的80%左右。鳞癌发生于靠近阴道的位置，因此比较容易被发现。如果定期进行子宫颈癌筛查，很容易在早期发现，同时也相应提高了治愈率。

与鳞癌相比，腺癌的恶性程度更高一些。由于在宫颈管内，生长在

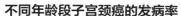

不同年龄段子宫颈癌的发病率

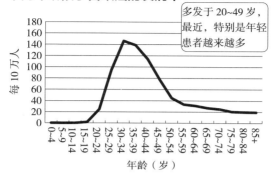

多发于 20~49 岁，最近，特别是年轻患者越来越多

年龄（岁）

（资料：日本国立癌症研究中心、癌症对策信息中心 2015 年）

比鳞癌更深的位置，因此很难通过子宫颈癌的筛查被发现，多数是在出现某些症状后才被确诊。因此，发现时已经十分严重了。腺癌在早期阶段就容易发生转移，并且对鳞癌行之有效的抗癌药和放射治疗（简称放疗）很难对腺癌发挥作用。过去患腺癌的人很少，近年来有缓慢增加的倾向。发病年龄也越来越年轻化。

根据癌症浸润的深度可以分为原位癌和浸润癌

子宫颈癌除了按上述方法分类之外，还可以根据癌症浸润的深度来分类。子宫颈的细胞由表层的上皮细胞和底层的间质细胞构成，中间被基底膜隔开。如果病变只停留在子宫颈黏膜上皮层内，尚未突破基底膜向下浸润生长，则被称为子宫颈上皮内瘤变。在这个阶段接受治疗的话，几乎可以痊愈。但是，随着癌细胞的不断增殖，会慢慢从上皮细胞穿过基底膜侵入间质，这种现象称为浸润，已经进入基底膜内的癌症称为浸润癌。随着浸润癌进一步发展，就会累及到周围的脏器，甚至发生远处转移。浸润和扩散的范围越广，癌症就越严重。

鳞癌是从细胞的异常增生开始

正如前文所述，感染HPV后，并不会马上发生癌变。从感染HPV到发展成癌症，会经历以下几个过程。

感染了HPV的人群，大多数情况下会因为自身的免疫功能，在2年时间内自然消除。只有一少部分（约10%）人群在持续感染HPV且超过2年仍不能被清除时，继而发展成形态异常增生的细胞，即异型细胞。这个过程称为非典型增生。非典型增生是癌变前的形态学表现，即癌前病变。可分为轻、中、重三个不同的程度，细胞异型性轻的非典型增生，多数可以自愈。而当异型细胞不断增殖，进入多层重度非典型增生的状态时，多数会发展为子宫颈鳞状上皮内瘤变（原位癌）。从轻度非典型增生到癌变，通常会用5～10年。有5%～10%的轻度非典型增生会发展为原位癌，而中度以上非典型增生患癌的概率约为20%。

感染不同类型的HPV，癌变的风险也会不同，即便是高风险的16型或18型（参见第12页），在定期复查的人群中，有半数以上的非典型增生细胞会消失。因此，发现轻度、中度非典型增生时，一般不需要进行特别的治疗，只要定期观察即可。但是，经过1年以上，非典型增生细胞还没有消失的话，之后消失的可能性会非常小。这时就需要和主治医生好好讨论一下今后的治疗方案。当然，如果患者感染了癌变风险较高类型的HPV，且本人强烈希望进行治疗，即便只是细胞中度非典型增生，也可以积极进行治疗。

如果是腺癌的话，很多时候无法确定非典型增生是否为癌前病变。

早期几乎没有任何症状

很多子宫颈癌的患者，在细胞的非典型增生阶段，甚至已经发展成原位癌的早期阶段，依然没有感觉到任何明显不适。

而比较容易被察觉到的症状一般是子宫异常出血。特别是性交后的接触性出血。持续子宫异常出血的同时，白带也会增多，与血液混合后变为粉色或褐色，变得像脓液一样。之后还会出现下体恶臭，下腹像痛经那样的阵痛、发热等一系列症状。最终会出现大出血、下腹部剧烈疼痛、排尿、排便困难、下肢水肿等严重的症状。

因此，一旦发现持续子宫异常出血，一定要尽快就医。

容易出现子宫颈癌的部位

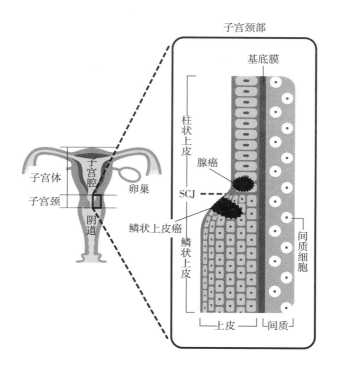

鳞状上皮癌的发生·发展过程

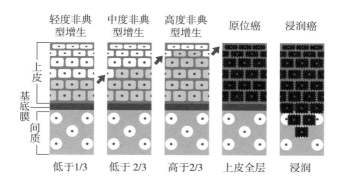

子宫颈癌的病因是由于性行为而感染病毒所导致

诱发子宫颈癌的人乳头瘤病毒（HPV）也分为不同类型，不同类型的HPV导致癌变的概率不同。当然，也不能忽视病毒以外的其他致病因素。

引起子宫颈癌的人乳头瘤病毒十分常见

20世纪80年代，人类发现了子宫颈癌的主要致病因素是感染人乳头瘤病毒（HPV），这对子宫颈癌的发病、预防以及提高筛查的精确度等具有划时代的意义。特别是HPV疫苗的研发，是子宫颈癌与其他癌症最大的不同之处。

人乳头瘤病毒是引起尖锐湿疣等疣病毒的病原体。可以通过性行为感染，因此性行为混乱的人群被感染的风险较高。特别是性体验过早、性交频繁、不使用任何避孕工具的无保护措施的女性等，这些都是引发子宫颈癌的高危因子。

HPV十分常见，所以有"80%有性交经验的女性，一生中会感染一次"的说法。也有很多女性感染病毒之后，会自然将其排出。并不是不会出现症状，而是不会对日常生活、怀孕、生育、胎儿产生影响。另外，即便性行为不混乱，也有可能只因为一次性生活就被感染。

容易引起癌变的高风险类型

虽然人乳头瘤病毒亚型有100余种，但是癌变的概率因型而异，有风险较高的类型，也有完全不用担心的类型。高危型有16种，其中16型和18型为极高危，31型、33型、35型、52型、58型、66型次之。另外，腺癌的高发类型是HPV18型。

药物无法消灭病毒

人类虽然已经知道很多关于病毒的信息，但目前为止，还没有找到能够完全消灭人乳头瘤病毒的药物。

HPV疫苗不仅对高风险的16、18型病毒起到有效的预防效果，对其他类型相近的病毒也有有效的相关报道。另外，如果在接种疫苗前已经感染了HPV16、18型病毒，疫苗并没有消灭病毒的效果。

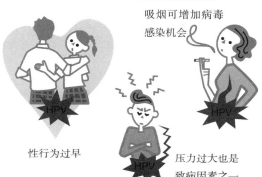

子宫颈癌的危险因素

吸烟可增加病毒感染机会

性行为过早

压力过大也是致病因素之一

除感染HPV外，还与吸烟等其他因素有关

虽然HPV是引起子宫颈癌最主要的致病因素，但也不能忽视了其他致病因素。其中，吸烟对子宫颈癌的危害也很大。因此，为了预防子宫颈癌，必须戒烟。

此外，生产时对子宫颈的损伤、使用激素药物的不良反应、压力大等都是诱发子宫颈癌的因素。

几乎所有的女性都有患子宫颈癌的风险

有些人在听闻子宫颈癌是通过性行为传播HPV后所致疾病，会误认为子宫颈癌是通过性传播的疾病。同时也有很多子宫颈癌的患者，因为被误认为是性生活混乱的人而感到十分烦恼。在这里需要说的是，子宫颈癌不是性病，并不是所有患者都有过多的性生活。甚至和感染HPV没有任何关系。

因为所有女性都有患子宫颈癌的风险。

子宫内膜癌是由于子宫内膜增生引起

子宫内膜癌多发于绝经后的中年期。但是，近年来有年轻化的趋势，发病率也在不断升高。

随着生活方式变化而激增的子宫内膜癌

子宫内膜癌是由子宫内膜细胞异常增生引起的疾病，又称子宫体癌。即便是发生在同一个子宫，子宫颈癌和子宫内膜癌的发病原因、分类、性质，甚至从诊断到治疗也完全不同。

过去一提到子宫恶性肿瘤，子宫颈癌占了绝大多数，自从2000年以后，随着日本人的寿命延长，日本进入了老龄化社会，随着饮食和生活方式的欧美化，患子宫内膜癌的人群呈上升趋势。现如今在子宫恶性肿瘤中，子宫内膜癌所占比例已经高于子宫颈癌。

虽然多发于绝经后的女性，但是年轻患者也在不断增加

子宫内膜在没有受孕的情况下会自然脱落并且排出体外（参见第5页）。如果月经规律的话，即便子宫内膜异常增生，也会因定期排出，一般不会发展成子宫内膜癌。也就是说，对于月经规律的中、青年女性来说，不易患子宫内膜癌。因此，子宫内膜癌常见于50~69岁绝经后女性。但是，最近35~49岁的患者逐渐多了起来。年轻患者的增加与饮食的欧美化、晚婚晚育及生育次数的减少等因素有关。

平时要注意性器官的异常出血

与早期没有症状的子宫颈癌相比，大多数子宫内膜癌患者从较早的阶段开始就能感觉到一些症状。但是也有完全没有症状的病例，所以不能掉以轻心！

患者能够感觉到的典型症状是阴道不规则出血。明明不在月经期或已经绝经，却出现阴道出血，就必须引起注意。

随着病情的进一步发展，阴道分泌物开始增多，从最初的无色水状，慢慢变成带有恶臭气味的脓血性分泌物。与此同时，还可能出现下腹部疼痛、排尿疼痛、接触性疼痛、下肢水肿等其他症状。

现阶段，子宫恶性肿瘤的筛查一般不会做子宫内膜癌的检查。50岁以上的女性或者不满50岁但月经不调的女性，最好每年进行1次子宫内膜癌的检查。

不同年龄段子宫内膜癌的发病率

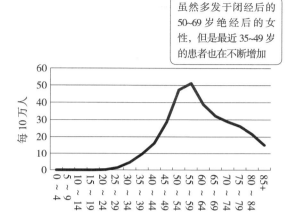

> 虽然多发于闭经后的50~69岁绝经后的女性，但是最近35~49岁的患者也在不断增加

不同部位子宫癌发病率（按年度推移计算）

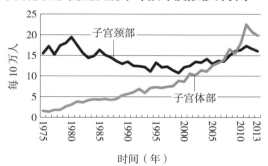

（资料：日本国立癌症研究中心、癌症对策信息中心2015年）

根据是否受雌激素影响分为两种类型

子宫内膜癌的发病，与雌激素有密切的关系。子宫内膜受雌激素的影响，一旦受到持续高强度的激素刺激，就容易发生癌变。但是，也有与雌激素完全没有关系的类型。因此，根据是否受雌激素的影响，可以将子宫内膜癌大致分为两种。

雌激素依赖型子宫内膜样腺癌为Ⅰ型和非雌激素依赖型的是Ⅱ型。从整体来看，Ⅰ型占子宫内膜癌患病人群的80%以上，剩余的是Ⅱ型。

Ⅰ型子宫内膜癌在雌激素长期刺激下，会出现子宫内膜异常增生的癌前病变（参见第19页）。其中一部分发展为子宫内膜癌。Ⅰ型子宫内膜癌病情发展较慢，一般预后（发病后病情发展的情况）良好。

人体细胞成熟的过程称为分化，成熟程度称为分化程度（grade）。Ⅰ型的分化程度高，也就是恶性程度低。而Ⅱ型常见于60岁以上的高龄患者。其特征为疾病进展快、易发生淋巴结转移、分化程度低（恶性程度高）、抗癌药难以发挥作用。

Ⅰ型和Ⅱ型子宫内膜癌的区别

区别点	Ⅰ型	Ⅱ型
原因	受雌激素影响	不受雌激素影响
易患人群	绝经前妇女	绝经后、老年人
占比	80%以上	10%~20%
较多的组织分型	子宫内膜样腺癌的分化程度1级和2级	子宫内膜样腺癌的分化程度3级，浆液性腺癌，透明细胞腺癌，未分化癌
扩散方式	较浅，不易发生转移	较深，易发生转移
预后	良好	较差

根据组织学分类

子宫内膜癌根据组织学（病理组织）分类，可分为以下类型。

·子宫内膜样腺癌

密密麻麻分布在子宫内膜上，是一种类似子宫内膜腺上皮细胞的恶性肿瘤。占子宫内膜癌的80%以上。

子宫内膜样腺癌根据细胞和组织分化程度，分为1~3级。分化程度为1~2级的患者预后良好，达到3级则预后较差。

·浆液性腺癌

高级别异型性的肿瘤细胞构成的癌症。发展迅速，经常会出现浸润及转移。抗癌药效果不佳，在子宫恶性肿瘤中预后较差，仅次于子宫癌肉瘤。

·透明细胞腺癌

由透明细胞组成的腺癌。易发生淋巴结转移，化疗效果不佳，因此必须进行手术。与子宫内膜样腺癌相比，预后较差。

·黏液腺癌

细胞内含有大量黏液的腺癌。相对少见，但是预后较好。

·鳞状上皮癌

具有鳞状细胞特征的细胞组成的子宫内膜原发癌，子宫颈癌多为此类，但在子宫内膜癌中比较少见，预后差。

·混合型腺癌

一个肿瘤含有多种组织分型。易复发，预后较差。

·未分化癌

不属于任何一种类型的恶性肿瘤，非常罕见。预后较差。另外，从组织学分型来看，受雌激素影响的Ⅰ型，相当于子宫内膜样腺癌分化程度的1级和2级。Ⅱ型相当于子宫内膜样腺癌分化程度的3级、浆液性腺癌、透明细胞腺癌、未分化癌。

癌细胞的分化

构成人体的几十万亿个细胞，是从一个受精卵开始，向着不同的组织器官固有的形态、结构和生理功能不断变化的，这个变化的过程称为分化，细胞的成熟程度称为分化程度。其中未分化和低分化细胞分裂行为活跃，会一直不断地增生。而 分化程度较高 、保留了正常细胞和组织性质的成熟细胞则被称为高分化细胞。同样对于癌细胞来说，未分化及低分化的细胞增长更为迅速，因此易发生浸润或转移， 恶性程度高。相反，高分化的癌细胞则生长缓慢， 恶性程度较低。

分化程度分为 3 级：1 级为高分化，2 级为中分化，3 级为低分化。

子宫内膜癌与性激素的关系

子宫内膜癌不仅与雌激素（卵泡激素）有关，还与孕激素（黄体酮）失调有关。

过多的雌激素会导致子宫内膜增生

虽然子宫内膜癌的发病与卵巢分泌的雌激素有关（参见第15页），但也不能忽略了孕激素（黄体酮）的存在。

雌激素是月经结束时分泌的一种激素，作用于子宫内膜使其增生、变厚。之后雌激素会促进黄体生成素的分泌，其结果是完成排卵（参见第5页）。

排卵后卵巢内的卵泡变为黄体，开始分泌孕激素（黄体酮）。孕激素可以抑制雌激素对子宫内膜增生的作用，让变厚的子宫内膜慢慢收缩变薄，如果没有受孕的话，就会脱落（形成月经）。

如果月经周期稳定，两种激素能够保持良好的平衡，就不会出现癌症。但如果因为任何原因导致激素平衡失调，雌激素过度分泌的话，子宫内膜就会出现异常增生，就会患上子宫内膜增生症或子宫内膜异型性增生症等。这些疾病很有可能会发展为子宫内膜癌（参见第19页）。

另外，因为妊娠时会分泌大量孕激素，所以怀孕、生育次数较多的女性可以降低子宫内膜癌的发病风险。

绝经后也会分泌雌激素

绝经后卵巢功能衰退，不再继续分泌雌激素和孕激素。虽然雌激素含量会减少，但还会在脂肪组织等地方合成。例如，以肾上腺皮质分泌的雄激素为原材料，在脂肪组织中芳香化酶的作用下，可转化成雌激素。但是不再继续生成孕激素，因此在雌激素过量的状态下持续刺激子宫内膜增生，易发生癌变。

肥胖和月经不调是诱发子宫内膜癌的危险因素

脂肪组织分泌的雌激素使肥胖成为诱发子宫内膜体癌的危险因素之一。特别是绝经后的肥胖更要引起注意。绝经延迟、不孕不育、月经不调、糖尿病、高血压等疾病也会增加癌变风险。另外，虽然治疗乳腺癌的药物他莫昔芬也会增加癌变风险，但是最近发现预防乳腺癌的药物雷洛昔芬和芳香酶抑制剂等，同样对子宫内膜癌有预防效果。

有可能发生癌变的子宫内膜增生症和子宫内膜异型增生症

子宫内膜增生症是子宫内膜异常增生、变厚的疾病。在子宫内膜增生症中，细胞和细胞核的形状、大小发生不规则的改变称为子宫内膜异型增生症，被认为是癌前病变。

虽然子宫内膜增生症发生癌变的概率很低，但是也不是绝对的。子宫内膜增生症发生癌变的概率一般为1%~3%。而子宫内膜异型增生症发生癌变的概率近30%。

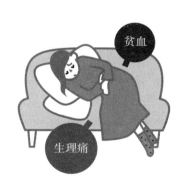

子宫内膜增生症的临床表现是痛经加重、月经量增加、疲劳、贫血等，确诊后，可根据病情轻重，选择手术治疗或定期随诊等多种应对方法。

卵巢癌容易变大，种类多

卵巢会发生不同种类的肿瘤。卵巢癌是恶性程度较高的肿瘤之一，早期不易被发现，确诊时多数已达晚期。

日本与欧美一样，卵巢癌患者在不断增加

卵巢是位于子宫左、右两侧，体积为拇指大小的脏器。由子宫体伸出的韧带固定。卵巢作为生殖器有产生和排出卵子的功能，也是产生激素的内分泌器官。

欧美国家卵巢癌的发病率和死亡率都很高，而日本过去卵巢癌的发病率并不高，但近年来因为女性生活方式的改变等原因，日本卵巢癌的发病率和死亡率也在不断增加，已经演变为不容小觑的严峻事态。

排卵次数增多会增加患癌风险

卵巢癌的发病与排卵数量的多少有关系。因为每次排出卵子时，都会反复损伤、修复卵巢。伴随排卵产生的月经，女性从12~15岁初潮开始，到50岁左右绝经，约反复400次这样的过程。因此，卵巢经过反复损

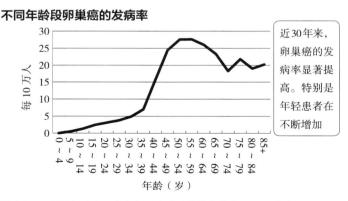

不同年龄段卵巢癌的发病率

近30年来，卵巢癌的发病率显著提高。特别是年轻患者在不断增加

（资料：日本国立癌症研究中心、癌症对策信息中心 2015 年）

伤和修复会导致卵巢表面的细胞出现异常增生。这就是卵巢癌。也就是说，排卵次数越多的人，患卵巢癌的风险越高。

过去日本的女性，比现代女性在更早的年龄生育，而且生育次数多。生育5~6个孩子也不稀奇。在怀孕、哺乳期内，卵巢有较长的时间停止排卵，因此总排卵次数减少，卵巢癌的患病风险也相应减少。

而到了现代，女性初次生育的年龄推迟，生育次数也减少，甚至很多人到绝经都没有经历过一次生育。因此，排卵次数增加是导致卵巢癌发病率升高的原因之一。

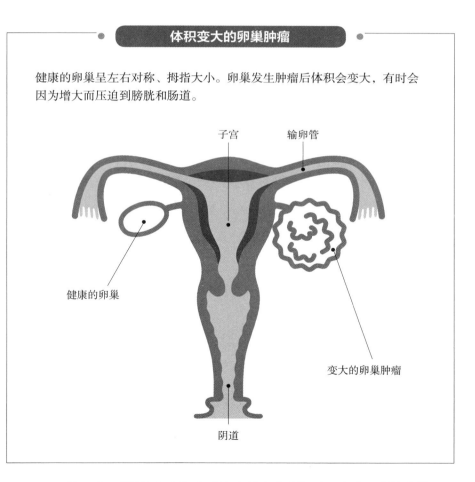

体积变大的卵巢肿瘤

健康的卵巢呈左右对称、拇指大小。卵巢发生肿瘤后体积会变大，有时会因为增大而压迫到膀胱和肠道。

子宫　　输卵管

健康的卵巢

变大的卵巢肿瘤

阴道

卵巢容易长肿瘤，且肿瘤的种类多种多样

虽然卵巢是容易生长各种各样肿瘤的器官，但并不是所有的肿瘤都是恶性的，良性肿瘤也很多。卵巢肿瘤的特征：能长出人体中体积最大的肿瘤；肿瘤的种类较多；即便肿瘤已经很大，早期也几乎没有任何症状等。

卵巢的肿瘤长大后，会变得比子宫还要大，甚至有完全不知道是长在左、右哪个卵巢上。

卵巢肿瘤有多种分类方法

卵巢癌的发病年龄从40岁开始增加，在50~69岁达到高峰，但是20~39岁卵巢癌患者也并不少见。卵巢肿瘤有很多种分类方法，根据恶性程度可以分为良性肿瘤、恶性肿瘤（卵巢癌）以及介于两者之间的交界性肿瘤3类。此外，还有根据发生部位、组织学分型、发展阶段等的分类方法。

根据发生部位进行分类

·上皮性肿瘤

上皮性肿瘤来源于被覆在卵巢表面的上皮及其下层间质。在所有卵巢恶性肿瘤中占比最高，约占80%。约90%的卵巢癌是此类型，一般提到

癌症的转移途径

癌症的转移途径有血行转移、淋巴道转移、种植性转移。

血行转移是指癌细胞从原发病灶脱落，随着血液播种至其他脏器的过程。如果是血行转移，抗癌药比较容易发挥作用。淋巴道转移是癌细胞进入周围淋巴管内，随着淋巴液的流动扩散至较远的淋巴结的过程。因为抗癌药对淋巴结转移效果不好，所以会变得非常麻烦。种植性转移是癌细胞像播种一样，种植在腹腔及胸腔等体腔内。目前种植性转移，没有有效的治疗方法，预后较差。

卵巢癌就是指这种恶性肿瘤。

·性索—间质性肿瘤

性索间质是环绕在卵泡内的胚胎细胞周围，分泌雌激素和雄激素。这类肿瘤占卵巢肿瘤的5%~10%。

·生殖细胞肿瘤

生殖细胞肿瘤是发生于卵泡内胚胎细胞的肿瘤，占卵巢肿瘤的15%~20%。常见于10~29岁的年轻人。几乎都是由毛发、骨或牙齿、脂肪、皮肤的一部分构成的，被称为畸胎瘤，大多是良性肿瘤，但也有极少是恶性肿瘤。虽然恶性肿瘤常见于年轻患者，但是因为出现了有效的抗癌药，如果能够在早期进行适当的治疗，可以治愈。

卵巢癌的种类和产生的部位

卵巢表面由一层称为表层上皮的膜所覆盖，它的内侧是卵巢白膜和间质这种结缔组织。卵巢中有无数个等待排出的成长中的卵泡，其中还包含生成卵子的胚胎细胞和生成激素的性索间质。

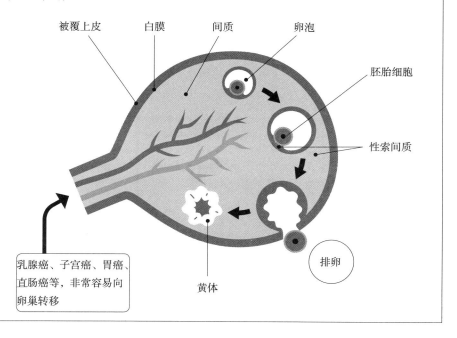

被覆上皮　白膜　间质　卵泡

胚胎细胞

性索间质

乳腺癌、子宫癌、胃癌、直肠癌等，非常容易向卵巢转移

黄体

排卵

· **其他肿瘤**

此外，有些肿瘤发生的位置不明确，有些肿瘤混合了几种类型的肿瘤，还有从胃、直肠等其他脏器转移而来的转移性肿瘤等。

根据细胞组织类型分类

卵巢肿瘤还可以根据细胞组织类型进行分类。这里为大家介绍在卵巢肿瘤中，最常见的恶性上皮性肿瘤，也就是通常所说的卵巢癌。

· **浆液性腺癌**

浆液性腺癌在卵巢上皮性恶性肿瘤中较为多见，占35%~55 %。常见于50~69岁的女性，两侧卵巢均有可能发病。虽然肿瘤的大小不同，但是卵巢内的肿瘤几乎都比较小，而盆腔中则常见种植转移灶（癌细胞像种子一样播种扩散），比其他组织分型的癌症发展速度快，易发生淋巴结转移，很难在早期发现。

· **透明细胞腺癌**

在卵巢上皮性恶性肿瘤中，发病率仅次于浆液性腺癌。倾向于20~49岁的年轻人群。近些年患者数量正在急剧增加。据统计，有50%~70%的该型人群从卵巢子宫内膜异位症（巧克力囊肿，参见第27页）发展而来。

与转移速度较快的浆液性腺癌不同，透明细胞腺癌大多数会局限在卵巢中，因此比较容易在早期被发现。但是对抗癌药治疗效果不佳，因

具有代表性的卵巢恶性肿瘤

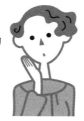

子宫内膜样腺癌

· 年轻人也会发病，且近年来有增加的趋势

· 进展缓慢，预后较好

浆液性腺癌

· 多见于 50~69 岁的女性

· 进展快，易转移

· 早期不易被发现

黏液性腺癌

· 多见于 40~59 岁的女性

· 进展缓慢，易在早期被发现

· 抗癌药效果不佳

透明细胞腺癌

· 多见于 20~49 岁的年轻女性

· 易在早期被发现

· 抗癌药效果不佳

此，能否通过手术完全切除尤为重要。

另外，透明细胞癌易并发血栓和栓塞。因此要提前预防下肢静脉血栓和肺栓塞的形成。

·子宫内膜样腺癌

子宫内膜样腺癌约占卵巢恶性肿瘤的10%。和透明细胞腺癌一样，与子宫内膜异位有关，多见于年轻患者。近年来也有增加的趋势。因为卵巢的子宫内膜样腺癌与子宫体的内膜腺癌非常相似，所以当两者合并发生时，很难判断是两处独立原发的肿瘤，还是发生了转移的肿瘤。子宫内膜样腺癌进展速度慢，在卵巢恶性肿瘤中预后较好。

·黏液性腺癌

黏液性腺癌占卵巢上皮性恶性肿瘤的5%~10%，多见于40~59岁的女性。常在单侧卵巢形成巨大的肿物，且在所有类型的卵巢癌中，进展速度慢，多数局限在卵巢内，因此容易早期发现。但是抗癌药效果不佳。

早期几乎没有任何症状

卵巢癌不像子宫内膜癌一样会出现阴道异常出血，几乎感觉不到任何症状。即便有症状，也只是腹胀或胃肠道不适等轻微症状。

卵巢肿瘤逐渐变大后，虽然会感觉到下腹部肿胀，出现肿物，但很多患者会误认为自己因为变胖，腰围增粗而没引起重视。

注意卵巢肿瘤蒂扭转

卵巢肿瘤变大、变重后，牵引卵巢的韧带会被拉长，根部就会变得像蒂一样。此部位会因为一些原因发生蒂扭转。这种现象称为"卵巢肿瘤蒂扭转"。

发生蒂扭转时，会出现剧烈腹痛、呕吐、发热等症状。随着时间推移，导致连接卵巢的血管出现淤血或血管破裂、卵巢组织坏死，甚至可以危及生命。虽然引起蒂扭转的肿瘤多为良性，但是在检查中如果发现蒂扭转，为了防止坏死和破裂，必须进行紧急手术。

诱发卵巢癌的危险因素

卵巢癌的发病与排卵有很大关系。除此之外，还有遗传因素。

虽与排卵有关的危险因素占多数，但其他疾病、生活方式等也会有影响

卵巢癌的发病，与很多因素有关。其中最常见的原因是排卵时卵巢表面形成的损伤。在此列举以下几个危险因素。

· 生育次数较少

因为怀孕、生育次数越多的人，排卵次数就越少，所以患卵巢癌的风险就越低。与之相反，没有怀孕、生育经历或者生育次数较少的人，排卵的次数增多，就会增加卵巢癌的风险。另外，小剂量口服避孕药可以抑制排卵，因此能够起到预防卵巢癌的作用。

·初次月经较早，绝经较晚

初次月经较早、绝经较晚，无论是哪一种都会增加排卵次数，因此会增加卵巢癌的患病风险。

·有子宫内膜异位症

患有卵巢子宫内膜异位症，演变为巧克力囊肿的人群，可增加子宫内膜样腺癌、透明细胞腺癌的风险。

·喜欢动物脂肪

饮食欧美化也是诱发卵巢癌的危险因素之一。喜欢并经常进食肉类等动物脂肪的人群风险较高。

· 其他危险因素

此外，盆腔内炎症、子宫内膜炎或输卵管炎等妇科疾病，肥胖，运动量不足等不良生活习惯，使用促排卵药物，激素补充治疗等都与卵巢癌的发病相关。

卵巢癌的遗传性因素

卵巢癌中也有遗传因素所致的。由先天性遗传基因突变引起。现已明确大部分遗传性卵巢癌与基因 $BRCA1/2$ 的突变有关。因这种基因突变也容易引起乳腺癌，所以被称为遗传性乳腺癌—卵巢癌综合征（HBOC）。数个百分点的卵巢癌患者体内是这种基因发生了突变（参见第28页）。

此外，另一个被认为与遗传相关的卵巢癌是林奇综合征（遗传性非息肉性结直肠癌）（参见第28页）。

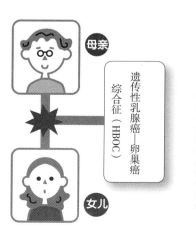

母亲

遗传性乳腺癌—卵巢癌综合征（HBOC）

女儿

巧克力囊肿

巧克力囊肿是发生在卵巢内的子宫内膜异位症，子宫内膜异位症是原本生长在子宫内膜组织的子宫内膜细胞、生长到子宫以外的部位。

进入月经期后，这些子宫内膜异位的组织也会自然脱落产生月经。卵巢没有像子宫一样可以将经血排到体外的出口，随着子宫内膜异位症的进展，血液会堆积在卵巢内，形成像巧克力一样颜色的囊性肿物，因此得名。

已知发生巧克力囊肿的人群，很容易并发透明细胞腺癌或子宫内膜样腺癌，特别是 40 岁以后的女性，这个比例在逐渐升高。巧克力囊肿在体积较小阶段，可以先使用药物治疗，但如果年龄接近绝经期，或者虽然年轻但囊肿体积较大，就需要考虑手术治疗。

巧克力囊肿典型的症状是疼痛。月经时会出现剧烈的疼痛，伴有骨盆周围的慢性疼痛，或者性交时疼痛。

与子宫肌瘤不同，绝经后巧克力囊肿也不会消失。即便随着年龄的增加疼痛会减轻，为了能够在早期发现癌症，必须持续定期复查。

卵巢癌和子宫癌可能与遗传有关

在卵巢癌和子宫内膜癌中，有不少与遗传有关。
了解家族史有助于预防和治疗，让我们一起来了解
一下吧！

"癌症家族"与遗传的关系

在每2人中就有1人患癌的现代社会，同样在一个家族中，时常也会
发生一些特定的癌，其比例占到全部癌症的5%~10%，我们称之为"家族
性肿瘤"。

我们已知的癌症与遗传、环境、基因突变等因素息息相关，其中遗
传性因素已经可以明确占到5%。卵巢癌和子宫内膜癌也是由于遗传基因
突变发展而来的。

有引发子宫内膜癌风险的林奇（Lynch）综合征

我们的每一个细胞，都有两条DNA，分别来自父亲和母亲。受精
后，将DNA遗传给下一代时，正常情况下伴随细胞分裂偶然会出现DNA
读写错误，但是有自身修复功能（DNA错配修复基因）。即使如此，
依然会出现这两条DNA中有一条先天变异、失去功能的情况。这些人
另一个基因继而后天会发生变异导致功能不全，从而容易发生大肠癌、
子宫内膜癌、小肠癌等癌症。这样的情况称为林奇综合征。现已证明，
hMSH2、*hMLH1*等6种突变的错配修复基因会导致林奇综合征。并不是
所有患林奇综合征的人都会得癌症。但是女性中有20%~60%会因林奇
综合征患子宫内膜癌，而子宫内膜癌中只有0.5%~3.5%是由林奇综合征引
起的。

遗传性乳腺癌—卵巢癌综合征（HBOC）

有10%~15%的卵巢癌患者被认为发病可能与遗传有关。遗传性乳腺

癌—卵巢癌综合征（HBOC）就是其中之一（参见第27页）。

大部分遗传性卵巢癌与*BRCA1*和*BRCA2*基因突变有关。*BRCA*基因具有DNA损伤修复的功能，抑制癌症的产生。这两种基因发生突变后其功能丧失，意味着遗传基因的稳定性可能受损，易形成乳腺癌和卵巢癌。

基因*BRCA1*的突变会导致发生卵巢癌的风险占40%~60%，*BRCA2*的突变会导致发生卵巢癌的风险占10%~20%。乳腺癌患者中有5%~10%的HBOC，具有年轻时发病、双侧乳腺发病和三阴性乳腺癌（肿瘤细胞雌激素受体、孕激素受体、*HER2*基因这三项检测结果均为阴性的乳腺癌）等特征。

遗传性癌症的高风险因素

如果自己的母亲、姐妹、表姐妹等近亲中有几个患乳腺癌或卵巢癌的人，在50岁之前发现乳腺癌或同时患几种不同癌症的人，则遗传性的风险就比较高。而且不管是林奇综合征还是HBOC，遗传给孩子的概率都是50%。但是，如前文所述，即便遗传给了你的孩子，孩子也不一定会患癌。

可以通过基因检测来诊断基因突变

采集血液进行基因检测可以诊断是否患有林奇综合征或HBOC。但是日本目前能够检测基因的医疗机构只有大学附属医院及癌症专科医院，而且不可以使用医疗保险，需要花费高额的费用。

接受基因检测前需要知道的事情

基因检测可以预防或早期发现癌症。如果发现肿瘤的话，可以作为判断肿瘤恶性程度的依据。一方面如果检测阳性的话，可能会引起不必要的担心，另一方面也会影响到知道这个结果的其他亲属。因此，要先考虑清楚如果是阳性结果该如何面对，再做出是否接受基因检测的决定。你也可以先去医院咨询一下关于癌症遗传方面的问题，再做出判断。

请注意女性生殖器其他类型的恶性肿瘤

有一些在子宫和卵巢等女性生殖器发生的恶性肿瘤，虽然发病概率不高，但是如果被忽视，也会十分危险。

子宫肉瘤

很难与子宫肌瘤分辨开来，经常被误诊

前文已提到，子宫体的恶性肿瘤分为癌和肉瘤两种。发生在子宫内壁及子宫内膜的恶性肿瘤是子宫内膜癌，而主要发生在肌肉的恶性肿瘤则是子宫肉瘤。子宫内膜癌的发病原因包括雌激素、肥胖等，而子宫肉瘤的发病原因目前尚不清楚。

子宫肉瘤的发病率较低，占子宫体恶性肿瘤的5%~10%。其外形酷似子宫体的良性肿瘤子宫肌瘤，因此很容易被忽视，一定不能大意。

开始被认为是子宫肌瘤，但实际上却是肉瘤的患者也不少见。子宫肉瘤从年轻女性到老年女性都有可能发病，但50岁以上绝经的女性更为多见。

子宫肉瘤常见的症状

月经期以外或者绝经后出现阴道异常出血是子宫肉瘤常见的症状。同时会伴有下腹部不适或疼痛。但是，因为其他妇科疾病也会出现类似的症状，所以这些并不是子宫肉瘤特有的症状。

通常在绝经后本应变小的子宫肌瘤反而增大，或者在绝经前发现子宫肌瘤突然增大时，要考虑子宫肉瘤。

具有代表性的3种子宫肉瘤

子宫肉瘤有以下3种代表类型，其中癌肉瘤是子宫体恶性肿瘤的特殊分型。

·癌肉瘤

癌肉瘤是子宫肉瘤中发病率最高的恶性肿瘤，占子宫肉瘤的40%~50%。多见于绝经后的老年女性。

临床表现与子宫内膜癌类似，可出现阴道不规则出血、腹胀等症状。治疗方法也与子宫内膜癌一样，通过手术和化疗治疗。易发生淋巴结转移，遗憾的是，即使有了现代化医疗手段，预后仍很差，因此关于化疗的选择还需要慎重地研究。

·平滑肌肉瘤

发生于子宫肌肉的肉瘤进展快，与子宫内膜癌相比，预后非常差。发病年龄平均在50岁左右。术前很难被确诊，多数患者被当作子宫肌瘤行手术治疗后，才在病理中发现是子宫肉瘤。容易复发，即便是Ⅰ期，也有一半的患者会复发。化疗和放疗在预防术后复发方面几乎没有效果。

子宫肌瘤和子宫肉瘤的区别

区别点	子宫肌瘤	子宫肉瘤
发病年龄	多见于 20~49 岁人群。绝经后会缩小。绝经后，一般不会发生子宫肌瘤	多见于 40 岁以上人群，绝经后也会发病。绝经后，要注意与子宫肌瘤的区别
肿瘤的数量	大多为 2 个以上	大多为单个
血清乳酸脱氢酶（LDH）	正常	异常升高
进展	较慢	肿瘤会急速增大

·低度恶性子宫内膜间质肉瘤

低度恶性子宫内膜间质肉瘤是子宫肉瘤中发病率较低的类型，预后较好。常见于50岁左右的女性，主要症状是阴道不规则出血及月经量过多。

与其他类型的肉瘤不同，其特征是大多数激素治疗效果明显。即便复发，也可以使用激素治疗。

绒毛膜癌

源于胎盘外侧绒毛滋养细胞发生的癌症

受孕后会形成胎盘。胎儿通过胎盘上的脐带从母体血液中获取氧和营养物质，同时排泄废弃物。胎盘内侧的脐带，连接着胎儿。胎盘外侧密集分布着小突起，就像地毯的绒毛一样，因此称为绒毛结构。在此处产生的癌症称为绒毛膜癌。

绒毛膜癌多数与妊娠有关，继发于妊娠的称为妊娠绒毛膜癌，与妊娠无关的称为非妊娠绒毛膜癌。妊娠绒毛膜癌占绝大多数。

容易继发于葡萄胎之后

绒毛膜癌可继发于足月分娩或流产之后，但是在葡萄胎（绒毛结构来源的疾病）之后发生的概率更高。

葡萄胎是指妊娠后，绒毛细胞异常增生，形成像葡萄一样的水泡，充满整个子宫。多发于高龄妊娠及20岁以前的低龄妊娠。其特征是，怀孕初期妊娠反应明显，阴道异常出血，与正常孕周相比子宫体积偏大，质地柔软等。

绒毛结构分布在血管密集的位置，因此有可能引发大量出血。

确诊葡萄胎后，应立即终止妊娠，通过手术清除子宫内容物。

近年来发现，绒毛膜癌多数继发于葡萄胎之后，因此术后严格定期复查，可使绒毛膜癌的发病率逐渐降低。

绒毛膜癌易在早期发生转移，特别是肺转移。此外，也会向阴道、外阴、脑和肝等部位转移。

患妊娠滋养细胞疾病后，人绒毛膜促性腺激素（hCG）会异常分泌。可以通过hCG数值的高低、腹部B超及MRI、CT等影像学检查来判断是否患绒毛膜癌。

绒毛膜癌过去因为预后较差让患者感到十分害怕。最近化疗取得了很好的治疗效果。即使化疗效果一般的话，还可以联合手术及放疗。

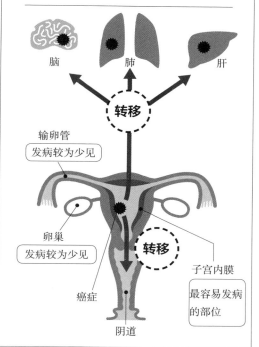

绒毛膜癌的好发部位和转移

绒毛膜癌容易发生肺、脑、肝、阴道等远处转移。如果置之不理的话，可能会在几个月内危及生命。

脑　　肺　　肝

转移

输卵管
发病较为少见

转移

卵巢
发病较为少见

癌症

子宫内膜
最容易发病的部位

阴道

外阴癌

发生于外阴部的稀有癌症

大阴唇、小阴唇、阴蒂等部位也会发生癌症，占妇科癌症2%~5%，是一种比较少见的癌症。发病原因认为和子宫颈癌一样，由于人乳头瘤病毒（HPV）感染所致。

最初会有外阴瘙痒、烧灼感、轻微疼痛等症状。随着病情发展会出现局部皮肤发白、溃烂，进一步形成溃疡，出现疼痛、排尿痛、分泌物增加等症状。因为其临床症状与疱疹类似，所以容易被忽视，有不少病例直到晚期才被确诊为癌症。

妇科的基础检查和细胞学、组织学诊断

妇科基础检查包括问诊和触诊等，如果检查时发现
异常的话，就会进行细胞学、组织学检查。

妇科基础检查包括问诊、外诊和内诊

如果到妇科就诊，医生会在问诊后行外诊检查，从腹部触诊确定是否有子宫或卵巢肿物以及触诊从头部到锁骨附近的浅表淋巴结等。接下来会在鸭嘴形的窥阴镜或阴道镜的辅助下，观察阴道、子宫颈。确认了白带的颜色、性状、是否带血后，医生会将手指插入阴道，用另一只手从外面隔着腹部皮肤按压子宫和卵巢进行位置和形态的检查。通过这项检查，医生可以通过手指的感觉确认盆腔内是否有肿瘤，如果有，可以初步评估其大小、形状、硬度等。卵巢的肿瘤体积变大后，也可以通过这种内诊被发现。

虽然有很多女性抵触阴道内诊，但这是妇科的基本检查。不要过于抵触，放轻松些，试着接受。

如果疑似癌变，可通过细胞学检查确诊

细胞学检查是用棉棒、刷子或专业的工具从子宫颈和子宫内膜的表面刮取少量黏膜细胞，在显微镜下观察，确认是否存在异型细胞或癌细胞（参见第36页图）。

·子宫颈癌的细胞学诊断

在外诊、内诊或其他检查过程中如果发现有不规则阴道出血等症状，就需要进一步行细胞学检查。利用阴道镜采集子宫颈表面的细胞。用时较短，一般不会产生痛感。过去会将子宫颈癌的细胞学检查结果分为Ⅰ～Ⅴ级。但是现在常用Bethesda诊断标准进行分级（参见第37页）。

妇科检查的流程

问诊	外诊	内诊	细胞学检查
医生会询问你是否有妊娠、生育史等基本问题	医生通过触摸和观察，对患者的身体进行外部检查	利用阴道镜进行观察，或者医生将手指插入阴道内进行检查	用棉棒或专用的器具刮取子宫黏膜，将采集的细胞放在显微镜下进行观察

因为Bethesda分级方式有些复杂，所以有的医院会同时使用以前Ⅰ~Ⅴ级的分级方式。值得注意的是，细胞学检查结果与癌症的分区、分类是不同的。这与后文介绍的组织学诊断结果的表述一致。

例如，通过细胞学检查被诊断为ASC-US（非典型鳞状上皮细胞病变），此时就需要考虑应该做进一步检查，还是只需要定期复诊，观察病情发展，或者当与其他疾病不易鉴别时，可以进行人乳头瘤病毒（HPV）检查。

·子宫内膜癌的细胞学诊断

将宫腔毛刷或宫腔细胞吸引器插入子宫腔内，通过摩擦或吸取的方式采集子宫内膜的细胞，然后将采集到的细胞放在显微镜下检查（参见第36页图）。

其检查结果分为阴性、弱阳性、阳性3种，分级的话，Ⅰ、Ⅱ级为正常，Ⅲ级为子宫内膜增生，Ⅳ、Ⅴ级为子宫内膜癌。

HPV 检查

HPV 检查是为了确认患者是否感染了能够诱发子宫颈癌的高危型 HPV。如果感染了高危型 HPV，还需要进一步做组织学检查以明确诊断（参见第 36 页）。如果没有感染高危型 HPV，可继续观察病情发展。

· **卵巢癌的细胞学诊断**

卵巢无法像子宫一样可以通过阴道采集细胞，因此无法进行卵巢细胞学诊断。

确诊癌症需要通过组织学检查

如果细胞学检查结果疑似恶性肿瘤的话，还需要通过活检切取一部分组织放在显微镜下进行组织学诊断。

· 子宫颈癌的组织学诊断

如果细胞学检查结果是细胞异常增生（虽然目前还不是癌症，但细胞已经发生异常改变，有癌变的可能），或疑似恶性肿瘤，就需要通过阴道镜仔细检查子宫颈的同时，对于可疑异常的部位（2~3mm）进行活检。切取子宫颈部组织时一般不会感觉到疼痛，因此通常不需要麻醉。

如果组织学检查结果为未见异常增生或轻、中度异常增生，可以定期做细胞学检查。如果检查结果提示高度异型增生、上皮内瘤变、微小浸润癌，那么需要在子宫颈病变的位置进行锥形切除（参见第70页），在诊断的同时也进行了治疗。

· 子宫内膜癌的组织学诊断

将细长的宫腔细胞吸引器插入子宫腔内，采集一部分子宫内膜进行检查，或者使用宫腔镜，在观察子宫腔内部的同时进行活检。

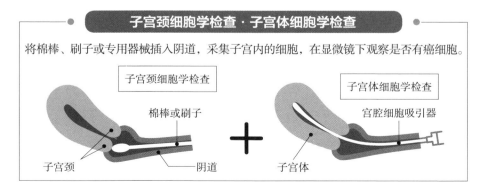

子宫颈细胞学检查·子宫体细胞学检查

将棉棒、刷子或专用器械插入阴道，采集子宫内的细胞，在显微镜下观察是否有癌细胞。

子宫颈细胞学检查　　棉棒或刷子　　子宫体细胞学检查　　宫腔细胞吸引器

子宫颈　　阴道　　子宫体

虽然存在个体差异，但比起细胞学检查，多数患者行子宫体组织学活检时会伴有腹部刺痛，因此需要麻醉的患者比较多。不太能忍受疼痛的最好提前告知医生。

为了能够对子宫内膜更加全面、准确地进行检查，可在静脉麻醉的辅助下进行全子宫分段诊刮。

另外前文也提到过，组织学活检的结果分型，与癌症的发展阶段不同，请不要混淆。

·卵巢癌的组织学诊断

卵巢在结构上与阴道等部位不同，无法从外部切除组织进行活检，因此只能通过手术切除卵巢或肿瘤部分进行组织学诊断。

子宫颈癌的细胞学检查诊断标准报告（Bethesda 分级）

细胞学检查的结果	推断病变	旧分级
NILM（阴性）	正常细胞，微生物，其他非肿瘤表现	Ⅰ ~ Ⅱ
鳞状上皮异常		
ASC-US（无明确意义的非典型鳞状上皮细胞）	疑似轻度鳞状上皮内病变	Ⅱ ~ Ⅲ A
ASC-H（不除外 HSIL 的非典型鳞状上皮细胞）	疑似重度鳞状上皮内病变	Ⅲ A~ Ⅲ B
LSIL（轻度鳞状上皮内病变）	感染 HPV，轻度异常增生	Ⅲ A
HSIL（重度鳞状上皮内病变）	中、重度异常增生，上皮内瘤变	Ⅲ A~ Ⅳ
SCC（鳞状细胞癌）	鳞状上皮癌，微小浸润癌，浸润癌	Ⅴ
腺上皮异常		
AGC（异型腺细胞）	疑似腺体异常增生或腺癌	Ⅲ
AIS（子宫颈内膜原位腺癌）	子宫颈内膜原位腺癌	Ⅳ
Adenocarcinoma（腺癌）	腺癌	Ⅴ
Other（其他恶性肿瘤）	其他恶性肿瘤	Ⅴ

（资料：日本妇产科学会·日本病理学会·日本医学放射线学会·日本放射线肿瘤学会编制. 子宫颈癌治疗规范 2012）

通过影像学、肿瘤标志物等多种方法进行诊断

确诊癌症时，会根据前文介绍的细胞学、组织学检查，再配合影像学、肿瘤标志物等检测来进行综合的判断。

通过超声检查子宫和卵巢

超声检查是指通过超出人耳听觉范围的音频声波在人体组织内传播所反射出的波段经过计算机图像处理，在屏幕上成像的检查。

子宫和卵巢的超声检查包括两种方式：一种是经腹部超声检查，将探头贴近下腹皮肤外侧观察体内状况；另一种是经阴道超声检查，将探头插入阴道进行观察。因为经阴道超声检查可以观察得更清晰，所以临床上应用较多。

在做超声检查时，医生可以在显示器上观察超声图像的同时进行诊断，因此可以当场知道结果。超声检查较大的优点是患者也可以一起边看显示器，一边听医生的说明。

声波与X线不同，不用担心有放射线，而且也不会带来疼痛等给身体造成负担。超声检查是妇科最基础的影像学检查。

核磁共振成像可以看到立体的肿瘤

核磁共振（MRI）是在强磁场环境下，向身体发射电磁波，通过计算机绘制成身体内部结构图像的检查方法。

可以从横向、纵向、斜向等对于全方位仔细观察腹腔内各脏器。例如，可以明确子宫肿瘤的良恶性，可以通过观察肿瘤与子宫内膜的位置关系、浸润深度，甚至还可以明确肿瘤细胞是否已经扩散至附近的其他脏器等。如果是卵巢肿瘤，不仅可以判断肿瘤的性质，还可以诊断恶性肿瘤的组织类型。

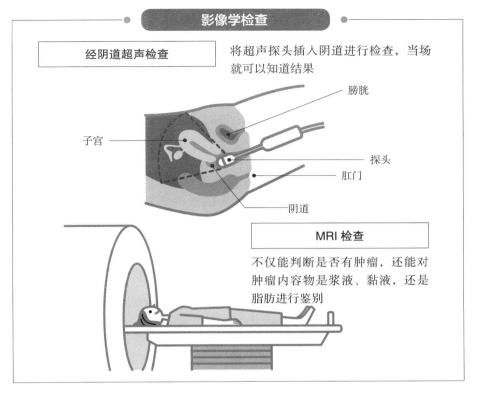

影像学检查

经阴道超声检查

将超声探头插入阴道进行检查，当场就可以知道结果

膀胱

子宫

探头

肛门

阴道

MRI 检查

不仅能判断是否有肿瘤，还能对肿瘤内容物是浆液、黏液，还是脂肪进行鉴别

经阴道超声检查结合MRI检查可以提高诊断的精准度。如果是恶性肿瘤，MRI可以准确地判断出癌症的扩散方式（向周围浸润），是决定手术切除范围不可缺少的检查。

利用电磁波进行检查的MRI，不用担心暴露在放射线下，也没有疼痛感。但是，体内装有心脏起搏器等金属制品的患者，在强大的电磁环境下会影响到起搏器的功能，因此不能做MRI检查。现在也有能够进行MRI检查的心脏起搏器，检查前需要提前和医生确认。

可以显示身体横断面的CT检查

CT检查是从体外进行X线扫描，根据人体各组织器官对X线吸收与透过率的不同，在计算机上成像的检查。CT检查可呈现身体每1mm的横断面图像。

CT不适用于子宫、卵巢、盆腔的局部检查。但可以检测到癌细胞是否发生淋巴结转移、是否浸润到腹腔内其他脏器，以及是否发生肺或肝等脏器的远处转移。

CT检查时没有疼痛感，但是会受到X线的辐射，因此怀孕或者可能怀孕的不推荐CT检查。

肿瘤标志物协助判断是否患癌及疗效

癌细胞有不同种类，不同类型的癌细胞有其固有的、特征性产物，这些称为肿瘤标志物。它存在于人的体液（主要是血液）中。通过肿瘤标志物的检测，可以判断是否存在某种癌，其发展程度，疗效以及复发情况。

子宫内膜癌、子宫颈癌、卵巢癌都有相应的肿瘤标志物（见第41页表）。以卵巢癌为例，通过肿瘤标志物检测可以分别判断出上皮内瘤变、浆液性腺癌、黏液性腺癌等不同类型卵巢癌的详细信息。

肿瘤标志物的检测方法非常简单，通过血液检查即可完成。但是癌症早期肿瘤标志物不会出现在血液中，因此不能用来发现早期癌症。另外，其他的原因也可能会导致肿瘤标志物升高，也有癌症发展之后不升高的情况，敏感性和特异性不太高。

不要仅仅因为肿瘤标志物升高而产生忧虑，对于肿瘤的诊断，还需要结合细胞学检查、组织学检查、影像学检查等其他检查来综合评判。

利用癌细胞吸收葡萄糖的性质的PET检查

癌细胞会比正常细胞吸收多3~8倍的葡萄糖。PET检查（正电子发射断层成像）就是利用了癌细胞这个特性进行检查的方法。将与葡萄糖具有相近成分FDG（氟脱氧葡萄糖）注射到体内，通过全身的扫描，显现出FDG聚集的部位。检查的结果可以帮助判断肿瘤的性质，如是恶性，发展到哪个阶段等。PET检查可以早期发现、诊断癌症。

将PET与CT融为一体，可以获得更加精准的全身断层图像信息。但是，PET-CT也有其缺点：当微小癌细胞散落分布于体内时，无法准确检测出来，另外对没有癌细胞的炎症部位也会有反应，糖尿病患者因体内血糖过高，会降低检查的精确度等。

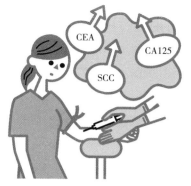

肿瘤标志物检查只是一种辅助检查，不能发现早期的癌症

妇科癌症常用的肿瘤标志物

癌细胞的种类	常用的肿瘤标志物	特征
子宫颈癌 外阴癌 阴道癌	SCC	鳞状上皮癌，升高
	CA125	腺癌，升高
	CEA	腺癌，升高。消化系统癌症和乳腺癌，也会升高
子宫内膜癌	CA125，CA19-9	虽然可以作为推测子宫内膜癌的检查，但其灵敏度比较低
卵巢癌	CA602	浆液性腺癌，升高
	CA125	浆液性、移行上皮、内膜样腺癌，升高。子宫内膜异位症、月经、妊娠，也会升高
	CA72-4	黏液性囊腺癌，升高。子宫内膜异位症及消化系统癌症，也会升高
	CA54/61	黏液性腺癌，升高。子宫内膜异位症、良性卵巢肿瘤、妊娠，也会升高
绒毛膜癌	hCG，hCG-β	妊娠会导致轻微升高

子宫和卵巢癌症以外的疾病

● 子宫肌瘤

子宫肌瘤是一种良性肿瘤，是发生于子宫的平滑肌瘤。在妇科疾病中较为常见。每 4~5 名女性中就有 1 人有子宫肌瘤。很多患者的子宫会同时出现多个子宫肌瘤，因为受到雌激素的影响，所以在绝经前，体积会越来越大。早期没有任何症状，但是随着肿瘤的慢慢长大，会出现月经量增多、阴道不规则出血、贫血、下腹部疼痛、腰酸、尿频等症状。

绝经后肌瘤会变小，如果不影响正常生活的话，可以先不处理，或用药物治疗、定期复查。

如果出血量过多而导致贫血，或者肌瘤过大影响到怀孕等问题，可以考虑手术切除。

● 子宫内膜异位症

子宫内膜异位症是指子宫内膜出现到子宫体以外的部位。典型的症状有痛经、骨盆疼痛、性交疼痛、排便疼痛等。早期可以使用药物治疗或者先观察一段时间，定期复查，如果症状有所加重，可以通过手术来切除病灶。

● 宫颈息肉

出现在子宫颈管的息肉。虽然息肉本身是良性的，但是会在性交和剧烈的运动后出血、白带增多。可以在内镜下手术切除。

● 卵巢的良性肿瘤

卵巢发生的肿瘤约 90% 是良性的。如果肿瘤体积较大或者疑似癌变，建议手术治疗。

以前卵巢肿瘤很难在手术前被确诊是良性还是恶性，现今则可以做出较为准确的判断。

第 **2** 章

接受治疗前，需要确认和
准备的事项

治疗有哪些选择？最适合自己的治疗方式是什么？

希望在哪家医院接受治疗？怎样才能找到最好的医院？

让我们一起来了解一下如何收集最佳治疗方案的信息和

治疗前该做哪些心理准备吧！

当被告知患了癌症时应注意的事项

当医生告诉你患了癌症时，你会一时间觉得难以置信。尽管如此，还是要慢慢努力调整好心态，积极地去面对治疗。

虽然需要点时间，但迟早要接受自己患癌的事实

如果检查的结果是癌症，不论是谁都会遭受巨大的打击。经常会有人在医生面前变得不知所措，出现"大脑一片空白""完全理解不了医生说的话""完全不记得医生说了什么"等情况。

经研究癌症与心理关系的学科，即肿瘤心理学（参见第66页）研究显示，被医生告知确诊癌症的患者，最初会受到巨大的打击，情绪低落、沮丧、否认现实甚至十分愤怒，"为什么只有自己患上了癌症？"

但是，即便处于这样不稳定的情绪中，渐渐地也会萌生出一些接受现实的念头。重复着悲观的想法和迷茫的同时，虽然需要一段时间来适应，但最终会慢慢地接受自己患癌的事实，积极面对治疗。

首先要清楚地了解自己目前的情况

为了能够选择最适合自己的治疗方法，度过今后漫长的治疗之路，让我们首先从了解自己的病情及所患的癌症的种类开始吧！

如果能尽快了解一些癌症相关知识的话，会更容易理解医生的解释。收集关于自己所患癌症的相关信息，可以让自己变得更客观和冷静。在此基础上遇到不能理解的问题，可以向主治医生咨询。

如果确诊当天无法冷静下来听医生的说明，可以改天再听。到时候也可以请家人和关系好的朋友陪同。

不要独自面对，找个人聊聊

即便接纳了患癌的自己，也会感到悲伤。除了对癌症本身的陌生和

恐惧，也会为治疗的费用、今后的工作、家人的态度等现实问题而焦虑不安。这时请不要独自面对。找个人倾诉、商量，可以让自己冷静下来，也有利于整理自己的情绪。

虽然与家人或朋友倾诉、商量是最好的选择，但如果你不想让身边的人为你担心，也可以寻求主治医生、护士及医院其他医务人员的帮助，或者寻找援助中心的癌症专家进行咨询等（参见第57页）。专家可以帮助你调整好难过的心情，提出解决面对现实问题的建议。

可能多少会帮你找到一些对策，因此一起来聊聊吧！

如果连续2周依然无法自拔，请来看看医生

谁得了癌症都会有巨大的心理压力。如果无法接受现实，可能会导致心理出现问题。如果持续2周以上，晚上睡不着，情绪持续低落，对日常生活造成严重影响的话，则可能陷入了抑郁状态。人一旦陷入了抑郁状态，就无法做出正确的判断，免疫力也会下降，甚至会影响癌症的治疗。建议尽早到精神科去看看心理医生。

如何缓解对癌症产生的焦虑

·感到无助时，不要一个人独自承受，找个人倾诉一下
·具体写出让你感到焦虑的事情
·先解决能够解决的问题
·在朋友圈里寻找同一病友的群，并加入他们
·把精力投入到工作、家务或自己感兴趣的事情上，在充实的生活中忘记疾病
·在力所能及的范围内，适当运动

了解子宫颈癌的分期

子宫颈癌的分期可以显示癌症的发展过程。了解分期，对选择治疗方法来说是非常重要的。

根据癌症的大小及扩散的部位判断其分期

不只是子宫颈癌，其他癌症也可以通过病灶的直径、深度，是否发生淋巴结转移及其他脏器转移来进行分期。所谓进展期是用来表示癌症进展的具体情况，有时也可以用分期表示。癌症分期是决定后续治疗方案的重要参考。

子宫颈癌的分期

Ⅰ期	癌细胞仅局限于宫颈	
	Ⅰ A 期	肉眼无法看到。显微镜下可见。癌症穿过上皮到达基底膜，深度在 5mm 内。深度小于 3mm 的是 Ⅰ A1 期，超过 3mm 的是 Ⅰ A2 期
	Ⅰ B 期	肉眼可以看到。穿过基底膜 5mm 以内。癌症病灶最大径线在 4cm 内是 Ⅰ B1 期，超过 4cm 是 Ⅰ B2 期
Ⅱ期	癌细胞扩散到宫颈外，但未达阴道壁下 1/3 或盆腔壁	
	Ⅱ A 期	虽然已经扩散到阴道壁，但还未浸润到子宫旁组织（支撑子宫的韧带），癌症病灶最大径线在 4cm 以内是 Ⅱ A1 期，超过 4cm 是 Ⅱ A2 期
	Ⅱ B 期	扩散到子宫旁组织
Ⅲ期	癌细胞已经扩散到盆腔壁和（或）累及到阴道壁下 1/3	
	Ⅲ A 期	已经扩散到阴道壁下 1/3，尚未扩展到盆腔壁
	Ⅲ B 期	扩散到子宫旁组织到达盆腔壁
Ⅳ期	癌细胞已经扩散到其他脏器	
	Ⅳ A 期	扩散到子宫附近的膀胱或直肠
	Ⅳ B 期	扩散到距子宫较远的肺、肝等脏器

（资料：国际妇产科联盟 2008）

子宫颈癌大致分为Ⅰ～Ⅳ期

子宫颈癌大致分为Ⅰ～Ⅳ期，还可以细分为11个阶段。

子宫颈癌是发生在子宫入口附近的癌症，因此容易早期发现。近年来，随着子宫颈癌筛查推广，和Ⅰ期时被发现相比，越来越多的人在细胞异常增生阶段（参见第10页），或者发展到癌前病变（上皮内瘤变）前（参见第9页）就可以被发现。

过去将上皮内瘤变划分为子宫颈癌的0期，但是现在已经将其从分期中去除。

不同分期治疗方法不同，在ⅠA期之前属于早期病变，可以行锥切手术等治疗（参见第70页）。

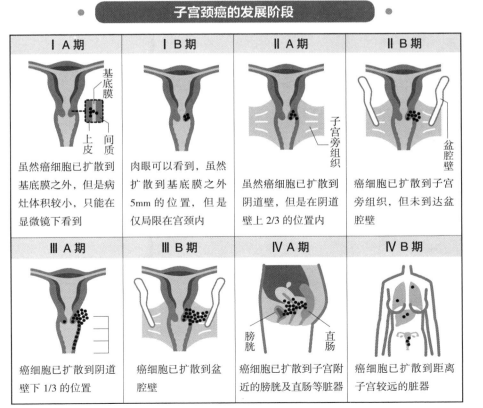

子宫颈癌的发展阶段

了解子宫内膜癌的分期

仅通过术前检查无法准确地判断子宫内膜癌的发展阶段，因此要在手术之后分期。

子宫内膜癌发生在子宫深处，很难确定分期

子宫体由子宫内膜、肌肉、浆膜3层构成。子宫内膜癌最早发生于子宫内膜，随后浸润至子宫肌层，再扩散到子宫浆膜、子宫附件（输卵管、卵巢），直至累及周围脏器（浸润）。子宫内膜癌虽然可以通过影像学检查、细胞学检查、组织学检查等方式推测出大致的发展阶段。但与子宫颈癌不同，子宫内膜癌发生在子宫深处，很难准确地判断其分期。因此，只能根据推断出的分期与患者及其家属进行沟通，然后制订后续治疗方案。

子宫内膜癌的分期

I 期	癌细胞局限于子宫体内	
	I A 期	癌细胞浸润深度小于 1/2 肌层
	I B 期	癌细胞浸润深度超过 1/2 肌层
II 期	癌细胞已扩散到宫颈间质，但未超过子宫体外	
III 期	癌细胞已扩散到子宫外，尚未超过小骨盆（容纳骨盆中子宫及卵巢等脏器的空间），但已发生周围淋巴结转移	
	III A 期	癌细胞已浸润到子宫浆膜（连接腹膜的子宫体外侧的浆膜层）及附件（输卵管、卵巢）
	III B 期	癌细胞已扩散到阴道及子宫旁组织（支撑子宫的韧带）
	III C 期	癌细胞已扩散到盆腔淋巴结和（或）腹主动脉旁淋巴结。转移到盆腔淋巴结为 1 期，转移到腹主动脉旁淋巴结为 2 期
IV 期	癌细胞穿过小骨盆，扩散至膀胱和直肠黏膜，甚至发生远处转移	
	IV A 期	癌细胞扩散到膀胱或直肠黏膜
	IV B 期	癌细胞发生腹腔内和（或）腹股沟淋巴结转移及其他远处转移

（资料：国际妇产科联盟 2008）

有的病例虽然根据细胞学检查和影像学检查的结果推断为早期癌症，但是实际上已经发生了淋巴结转移。因此，最终的发展阶段，要以手术后的病理诊断为准。这种方式称为手术分期。

子宫内膜癌大致分为Ⅰ~Ⅳ期

子宫内膜癌的手术分期大致分为Ⅰ~Ⅳ期，每期还可以再划分为几个阶段。

过去会将发展为癌前病变的子宫内膜异型增生（参见第76页）视为发病的0期。但是现在已经从发展阶段分类中将其去除。

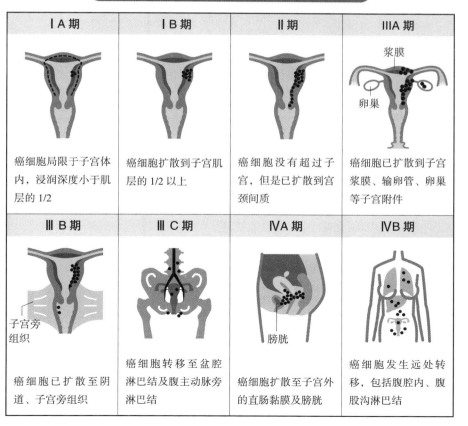

子宫内膜癌的发展阶段

ⅠA 期	ⅠB 期	Ⅱ期	ⅢA 期
癌细胞局限于子宫体内，浸润深度小于肌层的 1/2	癌细胞扩散到子宫肌层的 1/2 以上	癌细胞没有超过子宫，但是已扩散到宫颈间质	癌细胞已扩散到子宫浆膜、输卵管、卵巢等子宫附件
Ⅲ B 期	Ⅲ C 期	ⅣA 期	ⅣB 期
癌细胞已扩散至阴道、子宫旁组织	癌细胞转移至盆腔淋巴结及腹主动脉旁淋巴结	癌细胞扩散至子宫外的直肠黏膜及膀胱	癌细胞发生远处转移，包括腹腔内、腹股沟淋巴结

了解卵巢癌的分期

卵巢癌和子宫内膜癌一样，手术前很难确定其分期，
大多数会通过术后病理检查来确定。

根据手术的诊断结合术前检查结果决定治疗方法

卵巢与子宫颈和子宫体不同，无法从外部直视或使用器械从阴道插入
采集组织。只能通过腹部的触诊，经阴道超声检查、CT、MRI、肿瘤标
志物检测等辅助检查结果进行推断。这些结果虽然可以推测出癌症已经发
展到某个阶段，但是不能仅靠检查结果来确定最终的分期。

卵巢癌的分期

I 期		癌细胞局限于卵巢或输卵管内
	I A 期	癌细胞局限于单侧卵巢或输卵管内
	I B 期	癌细胞局限于双侧卵巢或输卵管内
	I C 期	虽然癌细胞局限于单侧或双侧卵巢及输卵管内，但已扩散到包膜表面或穿透包膜，或者在腹水和腹腔冲洗液中发现癌细胞
II 期		癌细胞扩散到子宫或直肠、膀胱等盆内脏器，或原发性腹膜癌
	II A 期	癌细胞扩散到子宫和（或）原发病灶以外的卵巢和（或）输卵管
	II B 期	癌细胞扩散到子宫及卵巢、输卵管以外的盆内脏器（直肠、膀胱、阴道等）
III 期		癌细胞扩散到盆腔（容纳子宫及卵巢、直肠、膀胱等盆内脏器的空间）外，发生腹膜及大网膜（连接胃部下端网状的脂肪结构）的腹腔及腹膜后淋巴结转移
	III A1 期	癌细胞只转移至腹膜后淋巴结
	III A2 期	显微镜可见癌细胞向腹腔内转移
	III B 期	病灶最大直径小于 2cm 的癌细胞转移至腹腔内
	III C 期	病灶最大直径大于 2cm 的癌细胞转移至腹腔内
IV 期		癌细胞超出腹腔外向肝、肺等远处转移
	IV A 期	胸腔积液中发现癌细胞
	IV B 期	癌细胞转移至肝、脾等腹腔内脏器，并发生远处淋巴结转移等

（资料：国际妇产科联盟 2014）

手术除了可以直视腹腔内的情况以外，还可以将摘除的肿瘤进行病理检查（在显微镜下详细观察组织、细胞分型），最终做出准确的分期（手术分期），并以此来制订后续的治疗方案。

卵巢癌分为Ⅰ~Ⅳ期

卵巢癌可分为Ⅰ~Ⅳ期，还可根据癌细胞的扩散部位细分为11个阶段。

卵巢癌患者几乎感觉不到任何症状，经常在较晚期时才被发现。很多患者第一次就医时已经发生转移，开腹后癌细胞已经扩散到腹膜，属于Ⅲ期以上的阶段。但是随着新药的研发，化疗在不断进步，治疗效果也在逐渐提高。

卵巢癌的发展阶段

Ⅰ期

输卵管　　　子宫

卵巢

癌细胞局限于单侧或双侧卵巢

Ⅱ期

癌细胞扩散至子宫及直肠等盆腔内脏器

Ⅲ期

主动脉

癌细胞穿过盆腔，向腹膜、大网膜及淋巴结等部位发生转移

Ⅳ期

肺

肝

癌细胞已发生肝、肺及远处淋巴结等部位转移

选择你希望接受治疗医院的注意事项

检查、治疗及术后随诊等，需要长期和医院打交道。能否接受专业的治疗自不必说，寻找性格相投的医生也很重要。

寻找肿瘤专科医院或者有肿瘤专科医生的医院

妇科癌症种类繁多，病例也不少，治疗会比较难。因此，患者基本会选择检查及治疗设施完善的专科医院或有妇科肿瘤专科医生和工作人员的综合医院。

在力所能及的范围内，寻找擅长治疗你所患癌症的医院，或者去咨询最初就诊时的医生或家庭医生，也可以自己查询。

在日本，你可以到任何都道府县癌症诊疗合作定点医院（参见第57页）的癌症咨询中心寻求帮助，也可以通过网络在日本国立癌症信息服务中心的主页上查找。另外，还可以在日本妇科肿瘤学会的主页上检索日本各地擅长妇科肿瘤的专科医生。

了解所患癌症的治疗进展

每家医院对于你所患癌症的手术及治疗经验非常重要。现在的信息比较公开，患者可以在很多医院主页上了解其治疗实力。

即便这样也不知道该怎么选择或者想要收集更多信息的话，日本妇产科学会发行的《日本妇科学会杂志》，每年会发布各医疗机构子宫颈癌、子宫内膜癌、卵巢癌的治疗统计报告。在互联网上可以确认并作为参考。

有的患者不适合在癌症专科医院进行治疗

在肿瘤专科医院接受治疗的优点：同一医生在职时间较长，治疗方案连续，医生以外的护士、检查技师、药剂师等医护人员也熟悉癌症治疗等。

但是，如果你同时患有心血管疾病、严重糖尿病、必须进行血液透析的肾病等其他重度慢性疾病或并发症，则不适合在没有普通内科的专科医院进行治疗。这时推荐去能够护理慢性疾病及其并发症的综合医院接受治疗。

与主治医生性格相投也非常重要

需要与医院的体系及设备，治疗实力一起考虑的还有，是否与你的主治医生性格相投。明明是评价很高的知名医生，但是怎么也相处不来，这种情况有很多。

有时我也听说，医生说的话应该是单方面的，患者想问也问不了；你要是多问几句，医生一副不愿意解释、觉得你很麻烦的表情。

如果无法信赖主治医生，就无法选择你能认同的治疗。一直承受精神压力可能会影响治疗。

如果无论如何都没办法和医生相处好，那么下定决心寻找其他的医院也是一种选择。

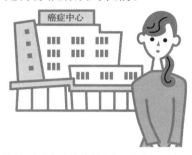

医院的选择在进行治疗的基础上是非常重要的一点

寻找适合自己的医院的基本准则

・这家医院是否有完善的医疗设备可以满足你所患癌症的治疗、检查等

・去医院是否方便（出院后，癌症的治疗还会持续很长的时间，因此医院不要离家太远）

・这家医院是否有在你所患癌症治疗上做出成绩的医生（是不是已经治疗了很多同类型的患者）

・医生能不能认真听你说的话

・医生的说明是不是简单易懂

・医生是否尊重你的意见

・寻求第二治疗意见时，能否快速提供你需要的信息

接受治疗前需要向医生确认的事项

治疗癌症的方法非常多，从中决定选择哪种治疗方案，一定要和医生反复讨论。

通过"知情同意"来理解、接受疾病

知情同意是指在医生向患者充分说明疾病相关情况的基础上，患者能够正确理解、接受并同意的过程。因此，你的治疗方案不是医生单方面决定的，而是医患双方共同思考、共同讨论、达成共识，然后患者接受治疗。在决定治疗方案前，会设置"知情同意"的环节。不仅仅是医生，有时还会和护士、药剂师等其他医务人员交换意见。

"知情同意"的机会不是只有一次，如果有需要的话，可以有很多次。患者本人为了能够正确地理解医生的解释说明，最好预先掌握自己所患疾病的相关知识。

家人陪同、使用笔记等，灵活运用时间

即便需要充分地讨论，面诊时间也是有限的。为了能够有效地利用好和医生交流的时间，谈话时需要注意以下几点。

（1）尽量请值得信赖的家人或关系比较亲密的朋友陪同。这样能够防止漏听，还能从自己以外的视角提出问题，获得更客观的建议。最重要的是，在听取医生说明时可以缓解自身的焦虑和不安。

（2）预先准备好想要询问的内容。为了提高谈话效率，必须预先做好准备。而且一次问完所有问题是不现实的，所以要准备好提问的先后顺序。

（3）将医生的说明及谈话的内容先记录下来。不明白的内容可以回去之后再查，同时也方便事后确认医生说明的内容。根据医院的规定，在经过医生的同意后，可使用手机等工具将医生的解释说明录下来，这会比文字记录的更准确。

不明白和担心的事情都可以提问

谈话内容通常是医生向患者说明癌症的相关信息，以及基于标准治疗（参见第2页）提出的治疗方案。根据情况医生会提出几种治疗方案供你选择。如果在治疗上有任何疑问，或者哪怕是稍微感到焦虑，都可以当场向医生提出。即便非常迷茫，也可以在收集大量信息和谈话的过程中，明白自己希望什么样的治疗。

接受治疗前，最好事先询问、了解的事情

★ **关于病情**

• 目前考虑是什么疾病，或者确诊了什么疾病？

• 癌症有没有转移，发展到什么程度了？（分期）

• 这是基于哪些检查结果得出的？（诊断的依据）

★ **关于治疗**

• 有哪几种治疗方法？

• 每种治疗方法的预后如何？（最好和最坏的结果）

• 每种治疗方法的并发症、不良反应、后遗症是什么？

• 主治医生比较推荐哪种治疗方式？

• 为什么推荐这种治疗方式？（实际治疗效果和依据是什么）

• 这种治疗方式的具体内容是什么？所需时间、费用大概是多少？

• 治愈的概率多大？

• 治疗后的生活会变成什么样？

• 复发的可能性大吗？

• 决定治疗方法的最后期限是什么时候？

★ **关于生活及其他**

• 对工作和生活会造成什么样的影响？

• 治疗前、治疗中、治疗后（饮食、运动、性生活等）必须要限制吗？

• 治之前有没有需要准备或注意的事情？

收集癌症相关信息的窍门

开始治疗前，收集、掌握自己所患疾病的相关信息非常重要。但是，也不要被鱼目混珠的信息所误导。

有效地利用互联网来获取信息

现如今想要收集癌症相关信息的话，最强大的武器就属互联网了吧。关于你想要查询的内容、最新的信息自不必说，从专家的意见，到相同癌症患者的经验，足不出户就能收集到大量的信息。但互联网也有信息泛滥的弊端。参差不齐的信息，可能会让你无法判断。而且，互联网上的信息鱼目混珠，可信度经常成为需要注意的问题。收集有益信息的方式如下。

（1）认真思考哪些是自己必需获取的信息。癌症相关信息有很多种，预先整理出自己现在需要的信息，可以防止自己被带偏。

（2）在值得信赖的正规网站查询。最值得信赖的网站是官方机构提供的。例如，日本国立癌症研究中心的"癌症信息服务"，高端医疗振兴财团的"癌症信息网"，日本癌症治疗学会的"癌症诊疗导引"等网站。也可以参考各学会和肿瘤专科医院的网站。

（3）从病友群和支援小组的经验之谈中获取重要的信息。利用共患同一种疾病、接受相似治疗的人群组成的病友群，以及在医务人员的支持下创建的支援小组的交流群，个人与疾病斗争的主页等，通过浏览其他患者真实的经历，不仅可以缓解焦虑，看到希望。还可以找到问题的具体答案。

（4）确认信息是否更新。医学的发展日新月异。每天都在研究新的治疗方法，指南的修订，统计的数字也会逐年更新。在互联网上获取信息时，应该注意信息发布的时间。

可以咨询图书馆的管理员

书籍也是获取可靠信息的重要工具。自己找不到的时候，可以咨询公共图书馆或医疗机构内设置的公共图书区的图书管理员。因为医疗信息的需求增加，最近很多公共图书馆丰富了健康医疗类图书。在这样的图书馆，可以请图书馆管理员帮忙寻找。

另外，越来越多的大型医疗机构，特别是癌症诊疗合作定点医院，设有面向患者的图书区，有医学相关图书，并且会设置接受咨询的图书管理员或护士。

咨询支援中心是癌症患者的坚实后盾

日本的癌症诊疗合作定点医院设有咨询支援中心，可以提供相关信息，接受咨询。根据医院不同，有医疗咨询室、癌症咨询支援室等不同名称。这里不仅接受患者本人咨询，患者家属也可以前来咨询。

癌症诊疗合作定点医院

癌症诊疗合作定点医院是日本为了让全国各地患者都能接受高质量的癌症治疗，根据都道府县知事的推荐，由厚生劳动大臣（卫健委主任）指定的医院。

有在各都道府县中承担重要责任的"都道府县癌症诊疗合作定点医院"，以及不论市区镇村，各地区配备的"地区癌症诊疗合作定点医院"。

癌症诊疗合作定点医院的一项重要的作用是设置了癌症的咨询支援窗口，为癌症患者提供相关信息。

犹豫不决时，可寻求其他医生的治疗意见

当你无法认同主治医生提出的治疗方案或感到迷惘的时候，也可以参考第二治疗意见。最近，即使是医生也开始认识到第二治疗意见的必要性。

寻求第二治疗意见的意义

第二治疗意见是为了能够从其他角度了解主治医生的诊断说明及推荐的治疗方法，去寻求其他医生的建议、意见。虽然接受了主治医生提出的治疗方案，但是如果存在疑虑，或者无法认同，或是纠结于主治医生提出的几种治疗方案，不知该如何选择，就可以寻求第二治疗意见。如果得到了与主治医生（第一治疗意见）相同的建议，就可以认同且接受治疗。反之如果第二治疗意见与主治医生的建议不同，选项也会增加，这样可以有更多的治疗方案供你选择。

很多人担心寻求其他医生的意见是否会对与主治医生的关系产生不良影响，实际上寻求第二治疗意见是患者的权利。现在很多医生也慢慢认识到第二治疗意见的必要性。因此，如果你想得到更多诊疗建议的话，不要犹豫，立即行动吧！

即便治疗已经开始，如果遇到问题和感到不满，或者复发，也可以随时寻求第二治疗意见。

怎样接受第二治疗意见比较好

即便想要寻求第二治疗意见，也不要随意去别的医院。首先和你的主治医生提出这种需求的想法，请医生帮忙提供介绍信以及到目前为止所有的检查结果及影像学检查的片子等资料。一般需要2~3周的准备时间。

·该去哪家医院就诊

最近开设第二治疗意见门诊的医院在不断增加。你可以通过互联网上的信息进行比对选择，也可以去咨询支援中心（参见第57页）寻求帮助。

· **先预约再确认**

选定想要接受第二治疗意见的医院，首先需要预约，然后确认就诊时所需携带的资料、预约时间及诊疗费用等。

目前在日本寻求第二治疗意见时，不可以使用医疗保险，需要自费。不同的医院收费不同，大多在1万~3万日元。而且咨询时间也是有限的，大多在30~60分钟。有的医院将超出的时间另外收费。

· **寻求第二治疗意见就诊前要做好准备**

因为第二治疗意见的就诊时间有限，所以不要只是盲目地去听医生的讲解，而是要预先明确自己想要了解的内容。事先准备好自己想要咨询的问题并记录下来，这样会比较方便。包括自己的发病经过、检查结果、治疗方案的说明、目前存在的困惑等。

· **寻求第二治疗意见就诊当天**

去的当天，最好请家人或值得信赖的人一同前往。听取医生讲解时，要做好笔记。

寻求第二治疗意见就诊结束后，将内容告知主治医生

寻求第二治疗意见就诊结束后，要将获取到的信息告知主治医生，并再次进行讨论。如果想转院到提供第二治疗意见的医疗机构进行下一步治疗的话，一般来说需要请主治医生再次提供介绍信。

因为接受第二治疗意见，会推迟疾病治疗开始时间，因此要有意义地加以利用。

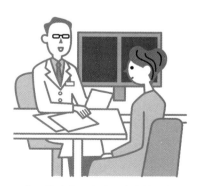

第二治疗意见有助于患者接受自己能够认同的治疗

怎样将生病的事情告诉家人和公司

建议将自己最真实的感受告诉家人。这时也需要考虑对方的心情和告知的方式。

在考虑家人感受的同时，尽量敞开心扉

·面对配偶

确诊癌症后，应选择第一时间告知自己的配偶。再一起去医院听医生说明病情。在精神层面上、分担家务等实质性帮助上，配偶是不可欠缺的。

·面对孩子

有的患者认为将自己的病情告诉孩子，会给孩子造成压力，因此十分犹豫。虽然也和孩子的年龄有关，但最好让孩子知道。

因为孩子会用自己的方式察觉到父母的异常，隐瞒不好的话，反而会适得其反，有些孩子会认为母亲患病是因为自己的原因所导致。也会有一些孩子将癌症误认为是一种传染病，因此最好由父母亲口将患病情况告诉孩子。

在孩子的认知范围内，简单明了地将癌症的知识、所需的治疗和今后的生活等信息正确的传递给孩子。如果孩子年龄比较小的话，可以借助画册和玩偶，用孩子能理解的语言表达出来。此外，也可以把孩子委托给配偶、祖父母、熟悉的人、班主任等周围值得信赖的人，尽可能地帮助孩子自己生活。对于学龄期的孩子来说，要为其营造一个不会影响学习的环境。

经常会听到，以生病的母亲为中心，包括孩子在内的家人重新建立了新

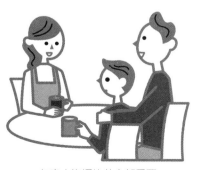

与家人沟通比什么都重要

的合作体系，和以前相比更加深了对彼此的信赖。因此，最好能够营造出一个可以和家人坦诚相待的环境。

- **面对父母**

面对父母，患者很难将病情告诉他们。不管孩子多大在父母眼里永远都是孩子。自己的孩子患了癌症，对父母来说更是一种巨大的打击。即便如此，如果父母年龄不是过大或者关系不疏远的话，还是应该告诉他们。能让父母接受这个事实可能需要花费很长时间，但他们一旦接受了以后，就会成为你坚强的后盾。

告知的方式和时机也很关键，要根据父母的性格，住不住在一起，平时的关系如何而定，不能一概而论。可以请兄弟姐妹和配偶帮忙转告，或者当面说不出来的话，可以通过电话或写信的方式表达。

将包括治疗方案在内的信息告诉公司

几乎所有癌症的治疗都需要很长时间。这时为了得到公司领导和同事的理解，不给公司添过多的麻烦，在接受治疗前，必须向公司或上级报告。

没有必要告诉所有同事。首先告诉直接的上级领导和一起工作的同事。告知内容可以是暂时的计划，如将住院的大概时间和后续的治疗安排告知公司。在时间允许的范围内，也要完成工作交接。

不要忘记确认劳动法和支援制度

因为住院以及后续的治疗需要向公司请假，所以要预先确认公司的休假或考勤等劳动制度。根据需要出具相应的诊断证明书。而且越来越多的公司为需要接受癌症治疗的员工增设了相应的支援制度。最好事先确认一下你所在的公司是否有这样的制度。

因为工作上的问题带来的烦恼，可以向你的主治医生、医疗社会工作者或支援中心等寻求帮助。

需要提前了解治疗费用和援助制度

在癌症的治疗上，不仅有治疗费，还有其他各种花费。
让我们来了解一下能够帮你减轻负担的制度吧！

不是所有治疗费用都能使用医疗保险

在治疗癌症产生的费用中，不是所有费用都在医疗保险报销的范畴内。医疗保险能够报销的费用有检查费、手术费、医药费、普通放疗费等。而最前沿的治疗和新药的费用则一般不能使用医疗保险报销。另外，住院期间的餐饮费、特需床位费、病号服的租赁费、换洗费等，与治疗不直接相关的费用都不能报销。此外，去医院的交通费、家人探病时的交通费等，也不能算在可报销的医疗费当中。

如果事先知道治疗费用的话

即使医疗保险可以报销一部分治疗费，但癌症的治疗也需要高额的支出。例如，早期子宫颈癌的治疗方法是行子宫颈锥切术，仅手术费一项，自己需要负担30%，一般在6万~9万日元。而单纯的子宫全切就需要花费20万~30万日元。

治疗费用根据患者所患癌症的种类及治疗方法的不同而有所差异，因为日本每2年会重新调整1次医疗费用，所以具体的金额很难提前掌握。想要提前知道自己的治疗大概需要多少花费的话，可以去医院的收费窗口咨询。

最近越来越多的医院实行了诊断分类包括评价（DPC）制度，可以事先知道大致治疗费用。DPC是根据疾病分类和治疗内容，按日定额付费的制度，因此可以根据住院天数计算医疗费的总额（追加的治疗会适当增加费用）。

虽然花钱是一件很不情愿的事情，但是不希望患者因为经济上的原因放弃治疗。

几种减免治疗费用的制度

·大额报销制度

这是一种当医疗费较高时，根据个人年收入和年龄情况，将超出个人负

大额报销制度的计算

例如，69 岁以下的人群

年收入 370 万 ~770 万日元

80 100 日元 +（医药费 −267 000 日元）× 1%

以上是每个月个人支付的限定金额。如果一个月内治疗费用超出这个支付额度，会将超出部分退还给患者

担额度的部分，由医疗保险进行二次报销的制度。这项制度需要先在医院的收费窗口支付所有医疗费用，之后再将超出部分退还给患者。如果无法垫付高额医药费的话，也可以事先提出申请，拿到"限定额度试用认定证明"。只要提交这个证明书，就可以在住院或门诊的收费窗口，只支付个人限定额度内的费用。具体的手续可以咨询公司的人事或健康保险综合窗口，加入日本国民保险的人可以咨询当地政府的保险窗口。

·扣除医药费

在申报确定一年花费的医药费时，如果超过日本国家规定的数额，超过的部分可以从自己所缴纳的所得税中扣除。这里面包含去医院产生的往返交通费等。如果想要了解更加详细的内容，可以到日本国税局的主页或离你最近的税务局咨询。

·伤病津贴

连续请假4天以上，没有收入时，从第4天开始每天都可以拿到标准薪酬的2/3的补贴，最长期限为到1.5年。

可以向公司人事部门或加入健康保险的综合窗口咨询，参加日本国民保险的人可以咨询当地政府的保险窗口。

·降低还贷的额度

如果你有房屋的贷款，也有降低还款额度的可能性，具体可以向贷款的金融机构咨询。此外，根据居住的地区不同，还设置了资助等制度。试着咨询一下所在地区的政府机关。

住院、手术前需要做的准备

第一次因为治疗、手术需要住院时，一定会非常的焦虑和困惑。为了能够专心治疗，最好不要拖延太久，抓紧做好准备。

根据病情，可能会延长住院时间

根据治疗方案不同，住院天数会有所不同。现在的趋势是，尽量缩短患者的住院时间，建议患者术后尽早下床。子宫颈癌的锥切手术（参见第70页）等一般需要住院1~3天，当然也不排除当天出院的可能性。而子宫切除术（参见第71页）则需要住院7~10天。而且根据疾病的发展情况和治疗的结果，也可能会比预定的住院天数长。因此，住院前准备时也要考虑到这种情况。

对照住院指南检查要提前准备的东西，尽量去掉没用的物品

决定手术及住院的日程后，一般会收到住院诊疗计划书，另外还有住院指南。住院指南会介绍医院的设备和用品，医院可以提供的物品，需要患者准备的物品等内容，因此一定要仔细阅读，将需要准备的东西准备好。必须由患者自己准备的物品中，有的也能在医院内的商店买到，需要

不要忘记携带的物品的清单

医保卡·限定额度认定证·诊疗券	毛巾
印章	筷子、勺子、水杯
住院手续专用文件	内衣
用药手册	病号服、睡衣
钱包	拖鞋等鞋子
笔记用品·记事本	纸巾
牙刷、牙膏	耳机
漱口杯	卫生巾
洗发水、护发素、肥皂	手术时使用的T形带
梳子	医院指定的其他物品

※ 医院也有租赁服务。根据不同医院的要求，准备其他需要的物品

提前确认一下。另外，每天只需几百日元就能借到毛巾和病号服。身体状况不好，没有换洗的精力，或者不想增加行李时，就可以利用这项服务。考虑成本花费后，再做决定。

住院前要安排好家里的事情

在准备行李的同时，因为要短暂地离开家，所以也要安排好家里的事情。如果有孩子的话，可以拜托他人帮忙照顾孩子，日常家务的交接，制作家里物品放置位置清单，扔垃圾的日期，如果有宠物的话，宠物的照料，以及生活费的管理等，可以请家人和身边的朋友一起帮忙。

如果有工作的话，最好不要拖延，预先做好工作交接。而且出院后并不能立刻恢复原来的生活，因此也要考虑到这些。

住院时要尽量放轻松

住院时尽量放轻松，有助于治疗。话虽如此，但恐怕很难做到不焦虑吧。依照癌症患者治疗的住院经验，可以准备自己喜欢的书或音乐、游戏等来转移注意力。也有人住院时会带着自己喜好的袋装红茶。

住院期间如果你感到焦虑不安、失眠、剧烈疼痛，一定要告诉主治医生或护士，和他们说说话，或使用药物缓解疼痛，会让你轻松很多。

住院需要准备的物品清单

手机、耳机、平板电脑等	医院的某些区域不能大声说话
表	能看时间就可以
小镜子	只有卫生间有大镜子
吸管	可以躺着喝东西
小包、零钱包	在医院内走动时随身携带比较方便
S形挂钩	挂在床边，可以用来放东西或垃圾
书	住院时很多空闲时间，可以用来打发时间
湿纸巾	很多地方可以用到
日常用化妆品	注重仪容仪表，可以让心情变好
指甲剪	住院时注意个人卫生也很重要
塑料袋	可以用来装脏内衣或分装行李

疗愈癌症患者心理的肿瘤心理学

● 疗愈患者及其家属心灵的新学科

　　肿瘤心理学（psycho-oncology）是由心理学（psychology）和肿瘤学（oncology）结合而成，20 世纪 80 年代建立的新学科。

在与癌症抗争的过程中，患者不仅会对自己的生命和治疗产生焦虑，还会　　因为家人、工作、经济等问题产生各种压力。虽然目前有能缓解患者身体痛苦的缓和医疗，但是治愈患者心灵创伤的疗法却没有跟上。

　　肿瘤心理学就是以帮助癌症患者及家属解决心理问题为目的而建立的学科。

● 担负着将理念付诸于临床实践的肿瘤心理学医生

　　肿瘤心理学的医生是依据肿瘤心理学理念，在临床进行实践的医务人员。在日本，需要通过日本心理学学会的培训、注册后才能从事医疗行为，在全国癌症诊疗定点医院里都有配备。

　　进入 20 世纪 90 年代后，在癌症诊疗合作定点医院的带动下，增设肿瘤心理学的医院也在逐渐增加。

　　肿瘤心理科是以肿瘤心理医生为主的由心理学专家组成的团队。帮助癌症患者排解低落的情绪、重症焦虑等心理压力。

虽　　然肿瘤心理学医生的数量在不断增加，但是还远远不够，肿瘤心理学目前还处于不太被重视的状态。随着癌症治疗方法的不断发展，希望今后不仅只局限于身体层面上的护理，肿瘤心理学的理念更应该被广为人知。

第 **3** 章

选择子宫癌、卵巢癌的
治疗方法

　　子宫癌和卵巢癌治疗的最佳治疗选择是通过手术切
除子宫和卵巢。但是，从想要怀孕和生育的女性立场上
出发，也有保留子宫和卵巢的治疗方法。

癌症的 3 种主要治疗方法

癌症的治疗方法主要有手术、放疗和化疗。从本章开始会分别介绍每种癌症的分期和相应的治疗方法、不良反应和后遗症。

手术治疗

在癌症的治疗方法中，实施最多的方法是手术根治治疗，分为开腹手术、经阴道手术和腹腔镜手术3种方式。

·开腹手术

这是用手术刀将腹部切开20cm左右、切除癌症病灶的方法。可以将肉眼可见的癌症病灶清除干净，所以有希望达到根治。子宫颈癌、子宫内膜癌、卵巢癌都可以实施这项手术。

·经阴道手术

不需要切开腹部，从阴道插入医疗器械清除癌症病灶的方法（锥切术）。包括使用激光灼烧病变部位的二氧化碳激光消融术及高频电刀切除病变部位的LEEP刀手术。手术对象为子宫颈部高度异型增生或宫颈上皮内瘤变以及想要保留生育功能的ⅠA1期（参见第46页）子宫颈癌患者。

·腹腔镜手术

通过腹部开孔放入装有摄像头、手术钳（取出组织的器械）、手术刀的腹腔镜，在显示屏的直视下进行手术、切除并取出子宫或卵巢的手术方法。日本厚生劳动省将腹腔镜手术认定为今后要发展的医疗，也就是高端医疗。

ⅠA2期、ⅠB1期及ⅡA1期的子宫颈癌患者，应行腹腔镜下子宫全切术。另外，达芬奇手术机器人腹腔镜手术也被认定为高端医疗（2017年12月至今）。

放疗

放疗是通过X射线、伽马射线等光子线，或质子·重离子等射线照射病变部位，破坏癌细胞核内的DNA（遗传基因），来抑制癌细胞增殖的治疗方法。特别是对于在鳞癌中，对于形成局部肿块的Ⅰ～Ⅱ期子宫颈癌特别有效。对于癌细胞已经扩散的Ⅲ期以上的患者来说，很难通过手术根治，因此

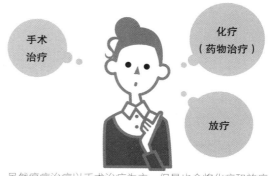

虽然癌症治疗以手术治疗为主，但是也会将化疗和放疗联合

要将放疗和化疗联合起来进行治疗。而对于子宫颈癌中的腺癌、子宫内膜癌、卵巢癌来说，放疗几乎没什么效果。

化疗

化疗是使用抗癌药、激素制剂、分子靶向药物等进行治疗的方法。

·抗癌药

抗癌药是不会作用于缓慢分裂增殖的正常细胞，而是消灭分裂增殖活跃的癌细胞。药物通过血液循环，攻击手术后残存的癌细胞及发生远处转移的癌细胞。

使用抗癌药的目的一般是在术后防止出现复发和转移。如果癌症病灶体积较大的话，也会在术前使用抗癌药缩小病灶体积后，再给予手术治疗（术前化疗）。而且当癌症进入晚期无法手术时，也会单独进行抗癌药治疗。

·激素制剂

激素制剂用于治疗与激素相关的子宫内膜癌。

·分子靶向药物

分子靶向药物是有针对性地作用于癌细胞表面的遗传基因或蛋白质，从而消灭癌细胞的药物。近年来使用靶向药物治疗的患者在不断地增加。

子宫颈癌各期治疗方法的选择

虽然子宫颈癌主要以手术治疗为主，但是分期不同治疗方法也是不同的。而且病情越严重，就越需要同时进行化疗和放疗。

上皮内瘤变至ⅠA1期

通过锥形切除部分宫颈保留子宫

对于极早期的上皮内瘤变（过去分类中的0期）~ⅠA1期（参见第46页）的子宫颈癌，癌细胞只停留在血管或淋巴管内、以及上皮细胞内，没有发生转移。因此，通常会首选宫颈锥切术。只切除到宫颈面1~2cm的鳞柱交界处，全程会在局部麻醉下进行。

这也是在治疗子宫颈癌的同时，明确诊断分期的方法。因为保留了大部分子宫，所以术后可以正常受孕。此外，年轻女性和更年期以后的女性，易发生癌变的鳞柱交界位置有所不同（如71页图所示）。

·锥切分为LEEP切除术和激光消融术

LEEP切除术：将高频电波刀（环状铁丝）置于鳞柱交界处，通过释放高频电波进行切除。该方法适用于病变位于子宫颈较浅的位置。若癌症病灶位置较深的情况下，要想彻底清除癌细胞，则对主刀医生有较高的技术要求。激光消融术：先用冷刀（手术刀）切除病变，明确诊断分期后再行激光消融，使局部病变组织内水分蒸发、干燥、结痂后脱落，从而达到治疗目的。

·注意术后出血

实施LEEP切除术和激光消融术时一般不会出血，即便有出血，量也很少。手术可以在门诊进行，手术时间一般为15~30分钟。

术后结痂组织脱落时会出现少量出血，一般持续1~2个月。但是出血量较多时，要立刻就医。

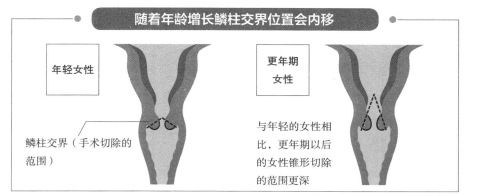

随着年龄增长鳞柱交界位置会内移

年轻女性

更年期女性

鳞柱交界（手术切除的范围）

与年轻的女性相比，更年期以后的女性锥形切除的范围更深

·锥切术后也有切除子宫的可能性

ⅠA1期实施了锥切术的患者，如果病理结果显示癌细胞没有完全切除干净，则需要追加全子宫切除术（只切除子宫）。

ⅠA2期

次全子宫切除术

发展到ⅠA2期（参见第46页）后，治疗方法就会发生很大的变化。癌细胞可以通过淋巴途径从子宫转移到全身，因此除了行全子宫切除外，还需要扩大切除周围组织，行盆腔淋巴结清扫。这种治疗方式称为次全子宫切除术。淋巴结清扫是为了确认有无淋巴结转移，同时起到防止复发的目的。

ⅠB期

广泛子宫切除术

虽然癌细胞浸润已经超过基底膜5mm的位置，但是依然局限在宫颈的ⅠB期（参见第46页），需要实施广泛子宫切除术。除了需要切除子宫及周围组织外，还需要切除盆腔淋巴结、双侧卵巢、输卵管等子宫附件的手术。

复发风险较高时，术后还需要放疗来预防复发。

癌细胞穿过子宫颈，浸润至侧方，或者转移至盆腔淋巴结时，容易在盆腔内复发，因此需要通过放疗来预防。当病情发展到ⅠB2期、癌症病灶的直径超过4cm时，需要考虑同步放化疗。

ⅡA期

可以选择手术或放疗

癌细胞已经扩散到阴道壁的ⅡA期（参见第46页），基本上以手术和放疗为主。手术是与ⅠB期相同的广泛子宫切除术，除了切除子宫及其周围组织外，还需要清扫盆腔淋巴结，切除双侧的子宫附件卵巢和输卵管。如果术后复发风险较高，可以进行放疗来防止复发。癌症病灶直径超过4cm的ⅡA期，可能还需要同步放化疗。

ⅡB期

为了预防复发，需要追加化疗

癌细胞已经扩散到支撑子宫的韧带（没有扩散到盆腔壁）的ⅡB期

放疗分为体外照射和体内照射（腔内照射）

体外照射

从身体外部照射X线的方法。仰卧在LINAC装置的平台上，接受治疗（参见第74页图）。每次放射线量为2Gy，照射25次，共50Gy。每次照射时间约为10分钟，不会产生疼痛。

体内照射（腔内照射）

从身体内部近距离照射伽马射线治疗病灶的方法。使用LARUS装置，将可以释放放射线的特殊器械插入阴道或子宫内进行治疗。每次放射线量为6Gy，照射3~4次。虽然每次的照射时间只有10分钟，但是准备时间需要2小时。

（参见第46页），需要实施广泛子宫切除术及术后治疗，或选择同步放化疗。

Ⅲ 期

以同步放化疗为主

当癌细胞已经扩散到阴道壁下1/3（ⅢA期），以及盆腔壁（ⅢB期）时，癌细胞散落在身体各个部位，已经无法简单地将其切除，因此不再适合手术，应给予同步放化疗。

Ⅲ期癌症，虽然癌细胞还局限于盆腔内，但是也有转移到远处脏器的可能（远处转移）。

子宫颈癌的子宫切除术的范围

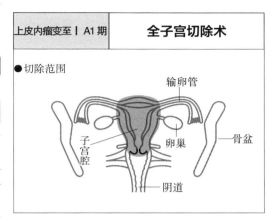

| 上皮内瘤变至ⅠA1期 | **全子宫切除术** |

●切除范围

输卵管
子宫腔
卵巢
骨盆
阴道

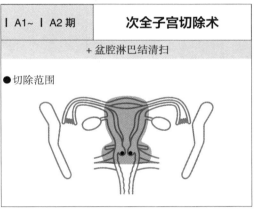

| ⅠA1~ⅠA2期 | **次全子宫切除术** |

+ 盆腔淋巴结清扫

●切除范围

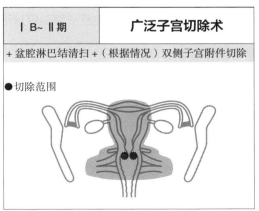

| ⅠB~Ⅱ期 | **广泛子宫切除术** |

+ 盆腔淋巴结清扫 +（根据情况）双侧子宫附件切除

●切除范围

Ⅳ期

同步放化疗或全身化疗

如果癌细胞已经转移至与子宫相邻的膀胱、大肠等脏器（ⅣA期），可以选择同步放化疗。

如果癌细胞发生远处转移至肺、肝、横膈膜等部位（ⅣB期），则只能给予全身化疗。

放疗

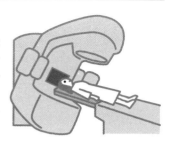

体外照射

躺在 LINAC 装置的平台上，照射 X 线。每天照射 1 次，每周 5 天，共 25~30 次，即 5~6 周

体内照射（腔内照射）

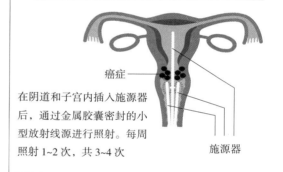

癌症

施源器

在阴道和子宫内插入施源器后，通过金属胶囊密封的小型放射线源进行照射。每周照射 1~2 次，共 3~4 次

治疗子宫颈癌常用的抗癌药

现在，子宫颈癌常用的抗癌药如下所述。可以单剂量（单独）使用或多药联合。

铂类药物

现在铂类药物在抗癌药治疗中扮演着重要的角色。此类药物通过作用于癌细胞的遗传基因，来杀死癌细胞。常用药物有顺铂和卡铂等。

紫杉类药物

通过作用于与细胞分裂相关的物质，来阻止癌细胞的增殖。例如紫杉

子宫颈癌各期的标准治疗方法

上皮内瘤		激光消融术 或 锥形切除术 / 全子宫切除术
I期 癌细胞限于宫颈内	I A	或 次全子宫切除术
	I B	广泛子宫切除术 + 盆腔淋巴结清扫 + 双侧附件切除术（切除卵巢·输卵管）（腺癌）／放疗
II期 癌细胞扩散到宫颈外	II A	
	II B	
III期 癌细胞已扩散到子宫外侧	III A	放疗 ／ 同步放化疗
	III B	
IV期 其他的脏器内也发现癌细胞	IV A	同步放化疗
	IV B	药物治疗（化疗）

（资料：日本妇科肿瘤学会编．子宫颈癌治疗指南 2015 年版）

醇和多西他赛等。

抗生素

作用于癌细胞的遗传基因，破坏癌细胞的功能和增殖，杀死癌细胞。常用药物有博来霉素等。

拓扑异构酶抑制剂

通过抑制细胞核内的拓扑异构酶的功能，来阻止癌细胞分裂。常用药物有伊立替康、依托泊苷等。

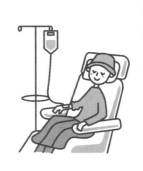

子宫内膜癌各期治疗方法的选择

可以保留子宫的激素疗法，只适用于早期子宫内膜癌。其他分期都以子宫全切作为标准的治疗方法。

子宫内膜异常增生症通过全子宫切除术即可治愈

子宫内膜异常增生是指被覆子宫体内部的子宫内膜增殖过度，在增厚的子宫内膜中发现细胞异常增生的疾病。一般将这种疾病视为子宫内膜癌的癌前病变，如果不进行治疗，有20%左右会发展为子宫内膜癌。常见于子宫和卵巢功能衰退、绝经前后的女性，被诊断为子宫内膜异常增生的患者，可以行全子宫切除术。切除子宫既可以根治，也可以防止复发。

对于年轻患者，子宫内膜癌早期可通过激素治疗

子宫内膜癌早期，若年龄低于40岁且有怀孕意愿的女性，被诊断为子宫内膜异常增生或患恶性程度较低的子宫内膜样腺癌，可暂不实施子宫切除，通过激素治疗，但需要定期复查。

口服半年至1年孕激素类药物后，复查内膜增生的情况。如果病变没有消失或消失后复发，就不能再保守治疗，需进行全子宫切除术。

术后的病理结果决定分期

子宫内膜癌的分期根据手术切除的子宫、卵巢以及淋巴结组织的病理结果来决定。术前需要通过查体、子宫内膜活检、影像学检查来推断分期，根据推断决定手术切除的范围。

子宫内膜癌与子宫颈癌相比更容易向输卵管及卵巢转移，因此不论分期，治疗时都会切除双侧卵巢和输卵管。

ⅠA期

全子宫切除术及淋巴结活检和清扫

MRI检查如果肿瘤局限于子宫体内，且向肌层浸润的深度不足1/2时，考虑为ⅠA期（参见第48页）。这时可以行单纯的全子宫切除术。

ⅠA期很少发生淋巴结转移，因此可以只做淋巴结活检。若术中通过淋巴结活检发现转移，则需要扩大切除，行盆腔和腹主动脉旁淋巴结清扫。根据切除的病理组织诊断为ⅠA期时，术后无须进行化疗等治疗。

ⅠB期

淋巴结的转移率较高，需要行淋巴结清扫

当肿瘤浸润子宫肌层深度超过1/2时为ⅠB期，治疗方案基本与ⅠA期相同，但由于ⅠB期易发生淋巴结转移，可选择盆腔淋巴结清扫术。若盆腔淋巴结已经发生转移，还需要追加腹主动脉旁淋巴结清扫。

Ⅱ期

次全子宫切除术或广泛子宫切除术

癌细胞已经扩散至子宫颈间质的Ⅱ期，应实施次全子宫切除术或广泛子宫切除术。需要根据宫颈管间质的浸润程度（范围和深度）选择手术方式。广泛子宫切除术是将支撑子宫的韧带组织、阴道壁、盆腔淋巴结等全部切除，切除范围较广的一种方法。淋巴结清扫方案与ⅠB期相同。

Ⅲ期

复发风险较高时，术后辅以化学治疗

癌细胞已经转移至卵巢的是ⅢA期，浸润至阴道及子宫周围组织为ⅢB期，发生子宫周边盆腔淋巴结转移为ⅢC1期，累及到主动脉旁淋巴

结的为ⅢC2期。

除了癌细胞浸润至阴道壁的ⅢB期，可以在手术前被诊断出来，其他的都需要在术后通过切除的病理标本来明确分期。

即便术前诊断相当于ⅠA期，在切除的卵巢内发现转移的话，就是ⅢA期，癌细胞只转移到盆腔淋巴结的是ⅢC1期，转移至腹主动脉旁淋巴结的是ⅢC2期。被诊断为ⅢA或ⅢC时，复发的风险较高，因此术后需辅助化疗。

· **术后化疗**

优先选择顺铂和阿霉素联合，但是使用时需要住院观察。如果在门诊治疗则可以选择卡铂和紫杉醇的联合，也被临床广泛应用。

Ⅳ期

化疗的过程中探索个体化治疗方法

癌细胞转移至其他脏器，侵犯膀胱和直肠黏膜的是ⅣA期，发生肝、肺等远处转移的是ⅣB期。

Ⅳ期最初需要进行化疗，根据化疗的结果，同时考虑到患者生活质量，再进行手术治疗、化疗、激素治疗及放疗。

· **化疗**

当癌症发展到Ⅳ期，且全身状态（从血压、呼吸、面色等判断的健康状态及日常生活）较好时，可以进行化疗。若全身状态较差、抵抗力较弱，使用抗癌药容易感染，则不适合化疗。

· **激素疗法**

高分化子宫内膜样腺癌中，如果对孕激素敏感的话（癌细胞有孕激素受体，反应敏感），可以期待孕激素起到治疗效果。

· **放疗**

对于Ⅳ期癌症患者来说，不会将放疗作为标准治疗。当患者年龄较大或因并发症做不了手术，以及患者不希望手术时，可以通过放疗止血。治疗以体外照射为主，放射全盆腔。一般每天照射1次，每次约2Gy，每周5次，5周为1个疗程，共照射约50Gy。

·姑息放疗

不以根治为目的，而是为了缓解疼痛进行治疗时，仅需照射30~40Gy的低剂量。这种治疗方法称为姑息性放射治疗，适用于脑转移（全脑照射），或骨转移等局部病灶。

·姑息性全子宫切除

当癌细胞转移至肺或肝时，虽然选择了化疗，但出血会影响日常生活，因此可以在化疗的间歇期，切除子宫。

子宫内膜癌的分期及手术范围

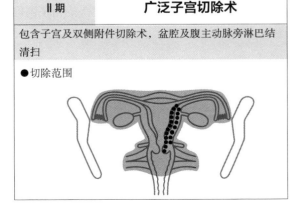

I A~ III期	**单纯性全子宫切除术**

包含子宫及双侧附件切除术，（根据情况）盆腔及腹主动脉旁淋巴结清扫

●切除范围　必须切除子宫及双侧附件

输卵管
子宫腔
卵巢
骨盆
阴道

I A~ III期	**次全子宫切除术**

包含子宫及双侧附件切除术，盆腔及腹主动脉旁淋巴结清扫

●切除范围

II期	**广泛子宫切除术**

包含子宫及双侧附件切除术，盆腔及腹主动脉旁淋巴结清扫

●切除范围

子宫内膜异常增生		全子宫切除术	或	次全子宫切除术		配合进行子宫手术	+	双侧附件切除术（切除卵巢、输卵管）	+	淋巴结清扫（盆腔及腹主动脉旁淋巴结）		
I 期 癌细胞局限于子宫体内	I A											
	I B				广泛子宫切除术							
II 期 癌细胞侵犯宫颈管间质				或								
III 期 癌细胞扩散到子宫的外侧	III A											
	III B									+	药物治疗（化疗）	
	III C											
IV 期 癌细胞扩散到其他脏器	IV A											
	IV B											

（资料：日本妇科肿瘤学会编.子宫内膜癌治疗指南 2013 年版）

子宫肉瘤与子宫癌肉瘤

　　子宫肉瘤是发生在子宫肌层的恶性肿瘤。子宫肉瘤是比较罕见的恶性肿瘤，因很难与良性肿瘤子宫肌瘤区分，所以多数在手术后才能被确诊。常见类型有平滑肌肉瘤和低度恶性子宫内膜间质肉瘤。子宫内膜癌是发生在子宫内膜的癌症,癌症病变中混有肉瘤的成分,这种情况称为子宫癌肉瘤。因同时具有癌与肉瘤的性质，所以恶性程度非常高。

　　虽然子宫肉瘤与子宫癌肉瘤发生率低，但是恶性程度却很高，随时间有复发、转移的可能性。

子宫颈癌	子宫内膜癌
·子宫颈的肿瘤病灶较大 ·宫颈的肿瘤细胞浸润较深 ·癌细胞浸润至血管和淋巴管 ·癌细胞浸润至子宫颈周围的组织 　（子宫旁结缔组织浸润） ·癌细胞转移至盆腔淋巴结 ·在阴道切缘处有浸润的癌细胞	·子宫内膜样腺癌，向肌层的浸润 　超过 1/2 ·癌细胞扩散到子宫附件（卵巢、 　输卵管）及浆膜，主韧带 ·癌细胞浸润至阴道壁 ·癌细胞转移至盆腔及腹主动脉旁 　淋巴结组织 ·癌细胞浸润至腹膜及直肠 ·出现远处转移

术后辅助治疗 （以子宫颈癌为例）	在术后的病理检查中，如果发现有上述的风险，需要进行术后辅助治疗。 术后辅助治疗是为了预防复发而进行放疗和同步化疗的治疗方法。 术后，全身恢复一段时间就可以开始。下面为大家介绍其中一例。
（没有盆腔淋巴结转移的情况）	即便癌细胞没有转移至盆腔淋巴结，只要有复发的风险， 就要进行术后辅助治疗，从身体外部照射的放射线治疗。
（有盆腔淋巴结转移的情况）	也有转移至其他脏器的可能性，因此在放疗的同时， 还需要进行抗癌药治疗（同步放化疗）。

低度恶性内膜间质肉瘤，在 5 年以后也有复发（晚期复发）的趋势。子宫肉瘤的标准治疗是，开腹行全子宫切除术，并切除子宫附件卵巢、输卵管。

子宫癌肉瘤以子宫内膜癌为标准进行治疗，因此也需要实施淋巴结清扫。

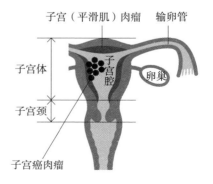

子宫（平滑肌）肉瘤　　输卵管

子宫体

子宫腔

卵巢

子宫颈

子宫癌肉瘤

子宫癌保留生育功能的治疗方法

如果是早期癌症，子宫颈癌可以通过锥切术，子宫
内膜癌可以通过激素或刮宫术来保留子宫。

如果患者有生育需求，可以和医生探讨能否保留子宫

不仅是子宫颈癌，在过去被认为是更年期以后才会发病的子宫内膜癌在现在的年轻人中也在急剧增加。因此，很多人犹豫不决，不知道是该选择能够根治但不能再生育的全子宫切除术，还是选择保留子宫，为生育留有希望的保守治疗。

医生会根据癌症的类型和分期进行综合考虑，但一定会把生命放在第一位。但是，随着医学技术的进步，子宫癌保留生育功能的治疗方法与合并妊娠、生育管理的方法也在快速进步。因此，不要独自烦恼，也不要有太多顾虑，将你的需求告诉医生。

早期子宫颈癌可以通过锥切术保留子宫

在子宫颈癌的分期中，从上皮内瘤变到ⅠA1期的标准治疗是锥切术。通过高频电波手术刀或激光将子宫颈容易癌变的鳞柱交界部分做圆锥形切除（参见第70页）。因此，可以保留子宫，不影响怀孕、生育。而ⅠA2期到ⅠB1期的话，虽然治疗以全子宫切除为主，但也可以通过子宫颈广泛切除术，只切除部分子宫颈和阴道，保留部分子宫。

· 子宫颈广泛切除术

如第83页图所示，子宫颈广泛切除术是指切除子宫颈、子宫颈周围韧带和部分阴道后，将子宫和阴道缝合连接，保留子宫的手术。因为子宫是胎儿的孕育场所，所以保留子宫后可以怀孕、生育。但是胎儿容易发生早产，需要从怀孕5个月开始住院，并且分娩时需要剖宫产。因为术后有复发的风险，所以术后要定期全面复查。

孕期发现癌细胞

临床中有在怀孕过程中发现子宫癌的病例。根据细胞、组织学检查疑似为ⅠA期时，为了进一步明确诊断，需要在宫颈处行锥切术。如果分型较差或分期较晚，则需要优先保全母体，终止妊娠。详细内容可咨询你的主治医生。

早期子宫内膜癌可通过激素治疗保留子宫

对于子宫内膜癌患者来说，不管哪一期，都应该以切除子宫和卵巢为主要治疗方法。但如果只是子宫内膜异常增生或早期的子宫内膜样腺癌，可以通过刮宫术和口服孕酮来保留子宫。治疗开始后观察半年至1年，如果癌细胞没有消失，则改为全子宫切除术。患者术后将无法生育。

子宫颈广泛切除术

保留被覆子宫内膜的子宫体，将子宫颈与部分阴道及宫颈周围的韧带切除。最后，将子宫体与保留的阴道缝合

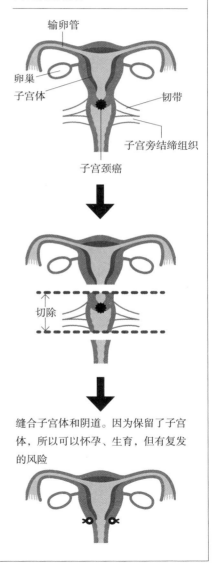

缝合子宫体和阴道。因为保留了子宫体，所以可以怀孕、生育，但有复发的风险

卵巢癌各期治疗方法的选择

一旦被诊断为卵巢癌，首先要进行手术切除。然后根据组织分型、发展阶段，确定治疗方案，选择有效的抗癌药。

卵巢癌的治疗方案要在手术后决定

一般来说，治疗前对疾病进行详细检查后做出诊断很重要，但不适用于卵巢癌。卵巢位于盆腔的深处，因此组织活检很难。

首次手术不仅要切除卵巢，也要切除子宫

卵巢癌需要开腹手术。虽然卵巢左、右各有一个，但是只需要切除肿瘤侧的卵巢和输卵管。手术过程中将取出的癌症病灶进行病理检查。结果是良性肿瘤的话，手术就此结束。但如果是交界性肿瘤（恶性程度较低的卵巢癌）或者恶性肿瘤，就需要同时将另一侧卵巢和输卵管也一并切除，即切除双侧附件的手术。同时还需要实施子全宫切除术以及切除覆盖腹部脏器的脂肪组织如大网膜。如果是交界性肿瘤手术如上切除即可，但是如果被诊断为恶性肿瘤，为了预防癌细胞转移，需要清扫容易发生转移的盆腔及腹主动脉旁淋巴结。

但是术中快速病理检查，有时也无法正确诊断出良性、恶性还是交界性肿瘤，如果患者有怀孕、生育意愿，仅开腹切除单侧附件。如果有恶性可能，还需要进行大网膜病理检查。

癌细胞已经扩散时可以进行减瘤术

当癌细胞在腹腔内扩散范围较广时，首先可以进行尽可能减少肿瘤负荷的减瘤术。这样可以有效增强减灭术后的化疗（抗癌药）疗效，预后较好。

单侧附件切除术

● 切除范围　附件是指左、右两侧的卵巢和输卵管。子宫及卵巢的癌症，不仅要切除卵巢，也要切除输卵管

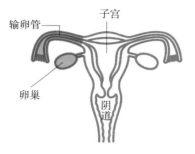

全子宫切除术 + 双侧附件切除

● 切除范围　卵巢癌不仅要切除子宫，也要切除双侧的卵巢和输卵管

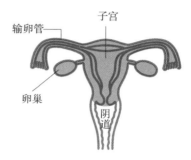

盆腔及腹主动脉旁淋巴结清扫

进行盆腔淋巴结清扫的同时，还需要清扫盆腔上方的腹主动脉旁、下腔静脉周围的淋巴结

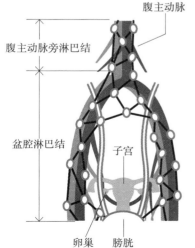

大网膜切除术

大网膜是从胃的底端呈下垂状广泛分布的含有脂肪细胞的膜。卵巢癌极易转移到大网膜，因此需要将其一并切除

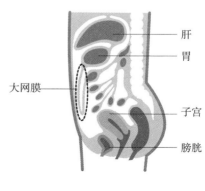

ⅠA期、ⅠB期、ⅠC期

首次手术后即可结束治疗

与子宫颈癌和子宫内膜癌相同，卵巢癌也分为4期。Ⅰ期是癌细胞局限在卵巢、输卵管的阶段。没有向被膜表面（卵巢的膜）浸润。癌细胞局限于单侧卵巢和输卵管内为ⅠA期，在双侧卵巢和输卵管为ⅠB期，在双侧或单侧卵巢和输卵管，但是在被膜表面发现癌细胞为ⅠC期，仅需首次手术（全子宫+双侧附件+大网膜切除术）即可完成治疗。术后是否进行化疗预后没有差别。

Ⅱ期 、Ⅲ期

切除盆腔内肿瘤后还需要化疗

癌细胞仅在盆腔内扩散的状态为Ⅱ期。向子宫及原发病灶以外的卵巢、输卵管扩散为ⅡA期，在直肠及膀胱的腹膜发现癌细胞为ⅡB期。当癌细胞转移至周围淋巴结和盆腔外的腹膜为Ⅲ期。其中向腹膜后淋巴结转移的是ⅢA1期，微小癌细胞向腹腔内转移则是ⅢA2期，直径小于2cm的癌细胞向腹腔内转移的是ⅢB期，直径超过2cm的癌细胞向腹腔内转移则是ⅢC期。

每一期都需要在首次手术中做出病理学诊断。Ⅱ期只需要切除盆腔内扩散的肿瘤，Ⅲ期则需要切除已经被癌细胞累及的腹膜、直肠和乙状结肠等部位。且Ⅱ期和Ⅲ期术后，都需要进行化疗（抗癌药治疗）。比起其他类型的癌症，化疗对绝大多数卵巢癌患者有效。

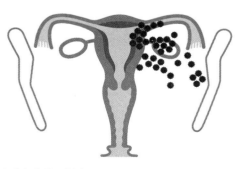

半数以上的卵巢癌，发现时已经在盆腔内扩散（Ⅱ期以后）

癌细胞的转移有血行转移、淋巴转移、种植性转移、浸润 4 种类型。对于卵巢癌来说，癌细胞不会通过血液向远隔脏器转移。

淋巴转移

癌细胞进入淋巴管，随淋巴液向大网膜、盆腔、腹主动脉旁淋巴结等部位转移

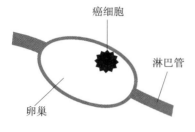

种植性转移

癌细胞增殖后，穿过卵巢表面，就像播种一样散落在腹腔内发生的转移

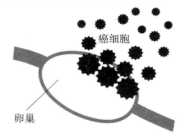

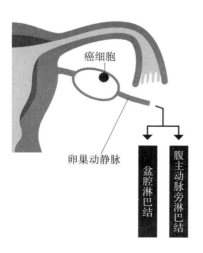

浸润

穿过卵巢表面的癌细胞，浸润到旁边的子宫、输卵管及盆腔腹膜等

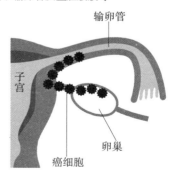

Ⅳ期

通过术前化疗获得好的效果

进入Ⅳ期后，癌细胞就会发生远处转移。胸腔积液中发现癌细胞是ⅣA期，向肝、脾、腹股沟淋巴结等部位转移是ⅣB期，治疗方法与Ⅲ期完全不同。

Ⅳ期不适合采用前述治疗，如先进行减瘤术，术后再化疗的方案，而是先进行化疗，再根据化疗的结果决定后续治疗方案。

特别是对于化疗效果不错的患者来说，先通过化疗药缩小癌症病灶，控制胸腔积液后再进行手术会比较安全。这种治疗方式被称为术前化疗或新辅助化疗。

通过卵巢癌的标准治疗"TC疗法"探索根治的方法

不同组织分型的卵巢癌，其化疗效果也不尽相同。在尝试标准化疗同时，观察肿瘤是否缩小及患者健康状态，寻找最适合的化疗方案。

现阶段卵巢癌的标准治疗是TC方案。每3周静脉滴注1次紫杉醇+卡铂。如果化疗能使癌症病灶缩小的话，再进行切除，有根治的可能。

多数卵巢癌的病灶都散落在各处，不适合使用放疗。如果转移至脑等部位的话，放疗可作为姑息治疗的一种方式。

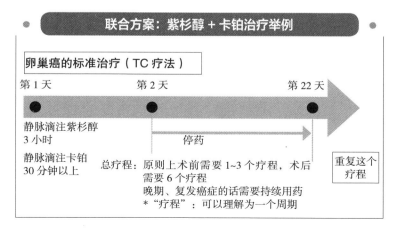

联合方案：紫杉醇＋卡铂治疗举例

卵巢癌的标准治疗（TC疗法）

第1天　　　　第2天　　　　　　　　　第22天

静脉滴注紫杉醇
3小时
　　　　　　　停药

静脉滴注卡铂
30分钟以上　　总疗程：原则上术前需要1~3个疗程，术后需要6个疗程
晚期、复发癌症的话需要持续用药
＊"疗程"：可以理解为一个周期

重复这个疗程

分期		单纯全子宫切除术	＋ 双侧附件切除术（切除卵巢、输卵管）	＋ 淋巴结活检或清扫	＋ 大网膜切除术	切除盆腔内的肿瘤	切除被癌细胞侵犯的腹膜或脏器	药物治疗（化疗）
Ⅰ期 癌细胞局限于卵巢、输卵管内	ⅠA	●	＋ ●	＋ ●	＋ ●			
	ⅠB	●	＋ ●	＋ ●	＋ ●			
	ⅠC	●	＋ ●	＋ ●	＋ ●			（卵巢的膜破裂时）
Ⅱ期 卵巢的癌细胞扩散至盆腔内	ⅡA	●	＋ ●	＋ ●	＋ ●	＋ ●		
	ⅡB	●	＋ ●	＋ ●	＋ ●	＋ ●		
Ⅲ期 卵巢的癌细胞扩散至附近的淋巴结及盆腔外和腹膜	ⅢA	●	＋ ●	＋ ●	＋ ●	＋ ●	＋ ●	＋ 药物治疗（化疗）
	ⅢB	●	＋ ●	＋ ●	＋ ●	＋ ●	＋ ●	＋
	ⅢC	●	＋ ●	＋ ●	＋ ●	＋ ●	＋ ●	＋
Ⅳ期 除了腹膜种植外，还出现了远处转移	ⅣA							药物治疗（化疗）
	ⅣB							

（资料：日本妇科肿瘤学会编 . 卵巢癌治疗指南 2015 年版）

卵巢癌保留生育功能的治疗方法

癌细胞局限在单侧卵巢、没有向腹腔内转移的ⅠA期，或在怀孕过程中发现的恶性程度较低的肿瘤细胞，是可以怀孕、生育的。

必须考虑保留妊娠功能时存在风险

即便患了卵巢癌，有时也能保留妊娠功能。但是这就意味着你必须承担面对癌症复发和转移的风险。需要你做好完全的思想准备。你和家人都对怀孕、生育有强烈的欲望吗？你和家人已经充分了解保留子宫和卵巢会存在复发或者转移的风险吗？治疗后也需要进行长期随访和自身的健康管理，你做好准备了吗？

还是先去认真地听取医生的建议吧，然后与家人充分的沟通，慎重考虑。

恶性程度较低的早期肿瘤可以保留子宫和卵巢

保留妊娠功能的治疗适用于癌细胞局限在单侧卵巢、输卵管的ⅠA期，这种"低度活跃"的肿瘤细胞。"低度活跃"的意思是很少向深处浸润和转移。对于这种类型的卵巢癌患者来说，如果可以保留健康一侧的卵巢和输卵管，是可以怀孕的。另外，Ⅰ期的上皮交界性肿瘤患者也有怀孕的可能。这种情况常见于年轻女性，肿瘤处于良性和恶性之间，浸润及转移可能性非常低。但如果发生在双侧卵巢，就无法保留卵巢了。因其恶性程度较低，所以也有延迟复发的可能，也曾有过10~20年才复发的病例。

虽然担心复发的风险较高，但也可以保留子宫

以下几种类型的卵巢癌，虽然复发风险略高于上述几种情况，但是如果患者有强烈的要求，且能够进行严格监管，也可以尝试着探索保留子宫和卵巢的治疗方法。

（1）ⅠC期，癌细胞只局限于单侧卵巢内，腹腔积液内没有找到癌细胞的低度活跃的恶性肿瘤。

（2）Ⅱ期、Ⅲ期以上的上皮交界性肿瘤。

此外，还有风险较高、易发生淋巴结转移的透明细胞腺癌的ⅠA期卵巢癌患者，只需切除患侧卵巢和输卵管，尽可能保留健康的子宫和对侧卵巢。

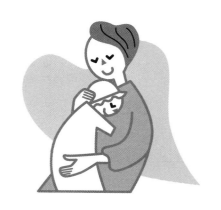

如果能在早期发现卵巢癌，可以怀孕、生育

在手术的过程中确认癌症后，保留健康的子宫和卵巢

医生会在卵巢癌的手术中将切除的卵巢和输卵管以及抽取的腹腔积液等进行病理检查，确认是否发生癌细胞的浸润和转移。

大多数卵巢癌会产生腹腔积液，如果在腹腔积液中找到癌细胞，则考虑癌细胞已经扩散到腹腔内。如果没有腹腔积液，可以用生理盐水灌洗腹腔，再检查灌洗液中是否含有癌细胞。

·在腹腔积液中发现癌细胞时

如果在腹腔积液或灌洗液中没有找到癌细胞，则可以保留健康一侧的卵巢和子宫。但是，如果发现了癌细胞，是保留还是切除健康一侧的卵巢和子宫，则变成了一项艰难的选择。医生会根据手术前和患者签署的知情同意书，以及手术中的具体情况做出决定。但是，切除和保留哪种方式会更好，医生也无法给出明确的答案。

当然，不论哪种情况，都会根据手术1~2周后的病理结果进行下一步治疗：实施化疗还是再次手术切除保留的卵巢和子宫。

化疗不良反应的对策

不管是化疗药还是分子靶向药物，都会出现严重的不良反应，如果不能很好地处理，患者就会非常痛苦，很难坚持继续治疗。

化疗药不仅作用于癌细胞，还会损伤正常细胞

化疗就是化学药物治疗。化疗药物的作用是破坏或杀伤像癌细胞那样快速分裂增殖的细胞。药物随着血流遍布全身，因此对原发病灶及远处转移灶都有效果。化疗药不仅作用于癌细胞，与此同时也会影响到分裂旺盛的健康细胞。这时出现的不适症状就是不良反应。

不良反应表现方式存在个体差异，而且不同种类的化疗药，不良反应也不一样。

分子靶向药物会产生与化疗药不同的不良反应

分子靶向药物是只作用于癌细胞的特定分子靶点（蛋白质）的药物。例如，只作用于与癌细胞的产生及增殖有关的遗传基因或蛋白质等，阻碍其发挥功能，同时不会对与癌细胞具有不同特征的正常细胞发挥作用，因此不良反应少。但是分子靶向药物也会出现与化疗药不同的不良反应。每种分子靶向药物的不良反应也不尽相同，因此会根据不同药物做出不同的应对。

不良反应只是暂时的，随着治疗结束可以好转

不论是化疗药还是分子靶向药物，其不良反应只会出现在用药期间，是暂时的，治疗结束后就会消失。我们现在可以通过药物来缓解出现不良反应的频率和程度。也在研究一些用来预防和降低不良反应的对策和方法。

化疗药引起的主要不良反应及对策

不同类型的化疗药其不良反应也有所不同。一般来说会出现如下症状，且每种症状都有其相应的应对方式。

· 骨髓抑制

症状：发热、贫血、出血倾向。

因为使用化疗药会影响造血的骨髓细胞，从而导致白细胞、红细胞、血小板等血液成分出现暂时性减少。白细胞减少时，机体容易发生感染，出现发热。因红细胞减少引起贫血，会使身体感到疲倦，同时血氧不足会感到心悸、气短，也会加重心脏的负担。血小板减少时出血倾向明显，即便受到轻微外力，也很容易出现皮下出血。有时还会出现牙龈出血。所有不良反应都会从开始用药后持续1周到数周的时间。

应对方式：必要时输血。

白细胞持续减少或症状比较严重时，可以注射促进白细胞生成的粒细胞集落刺激因子（G-CSF）。发热时可口服用抗生素。尽量避开人群，防止感染。因红细胞减少而引起贫血时，可注射或口服铁剂。如果症状比较严重，还可以输血治疗。血小板减少时，需要避免损伤等对皮肤的刺激，血小板急剧减少，会引起体内出血，因此需要输注血小板。

· 恶心、呕吐

症状：持续袭来的恶心。

不良反应出现时间的大致标准（以静脉滴注为例）

急性期（用药中）	过敏反应、过敏性休克*、恶心、呕吐、发热、寒战、皮疹、急性输液反应*（24小时内）等
早期（用药后2~3天）	过敏反应、恶心、呕吐、腹泻、便秘、口腔溃疡、皮疹等
中后期（至下次治疗前）	过敏反应、骨髓抑制、腹泻、便秘、口腔溃疡、全身倦怠感、手脚麻木、脱发、贫血、水肿、膀胱炎等
晚期（2个疗程后至治疗结束后）	过敏反应、心功能不全、肾功能不全等

* 过敏性休克：出现面色发青、血压下降、呼吸和意识不清等急性过敏反应

* 急性输液反应：静脉滴注分子靶向药物过程中出现的血压下降、呼吸困难等过敏反应

化疗药会刺激大脑的呕吐中枢，产生持续恶心，也会有呕吐的情况。化疗药中有容易引起呕吐的药物（顺铂、卡铂等）和不容易引起呕吐的药物（多西他赛、长春新碱等），恶心的严重程度也因人而异。另外，恶心、呕吐也会受到心理因素的影响，例如一看见红色，就会联想到输注红色化疗药时带来的痛苦，会出现恶心、呕吐等症状。恶心、呕吐一般会在用药后持续24小时到1周。

应对方式：使用止吐药。

症状比较严重时，在使用化疗药前，可以注射或口服抑制恶心的类固醇类药物如地塞米松，或5-HT$_3$受体拮抗药（又称血清素受体拮抗剂）格拉司琼、帕洛诺司琼等。以上药物可以作用于大脑的呕吐中枢。如果无法通过药物止吐，在使用化疗药的同时可以使用催眠药。

治疗中如何进食：在治疗的过程中，也会因为饮食不当产生恶心、呕吐。这时可以减少每次的进食量，分餐进食，吃一些豆腐或果冻等冷食，或者吃一些容易消化的食物。没有食欲的时候，不要勉强自己吃东西，可通过静脉注射营养剂来补充营养。

·毛发脱落

症状：头发和体毛脱落。

毛发脱落一般在使用化疗药2~3周后出现。化疗药不仅会影响头发，也会影响到眉毛、睫毛等全身毛发。特别是使用盐酸多柔比星、紫杉醇、多烯紫杉醇化等化疗药时，会出现严重脱发。因为发根的细胞分裂

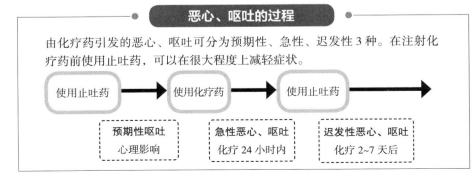

恶心、呕吐的过程

由化疗药引发的恶心、呕吐可分为预期性、急性、迟发性3种。在注射化疗药前使用止吐药，可以在很大程度上减轻症状。

使用止吐药 → 使用化疗药 → 使用止吐药

预期性呕吐
心理影响

急性恶心、呕吐
化疗24小时内

迟发性恶心、呕吐
化疗2~7天后

比较活跃，所以更容易受到化疗药的影响。另外，也有丝裂霉素C、氟尿嘧啶等不易出现造成脱发的化疗药。

应对方式：保持头皮清洁，戴帽子等。

目前没有有效防止毛发脱落的方法。开始化疗之前，将头发剪短，可以在一定程度上减轻脱发造成的心理打击。脱发期间可以使用假发、帽子、围巾等遮盖。头部容易出汗，因此要选择透气性较好的饰品。头发也容易被皮脂和汗水污染，所以要经常洗头，保持头皮清洁。

毛发不会永远长不出来，如果治疗结束，从第3个月左右开始，就会开始生长出红色的软发。每个月以1cm左右的速度生长，一般半年就会恢复到以前的样子。烫发和染发最好在化疗结束1年后再开始。

·过敏反应

症状：出现过敏的症状。

特别是使用紫杉醇等化疗药时，会出现过敏症状。严重者可伴有呼吸困难、意识障碍等过敏性休克症状。过敏反应是人体对化疗药等异物产生过度反应的现象，即使少量的刺激也会引起身体出现过度的反应，如以下几种症状。

皮肤症状：皮肤红肿，瘙痒，出现荨麻疹样皮疹。

消化系统症状：腹痛，腹泻等，突然出现便意。

呼吸系统症状：血氧下降，呼吸困难，没有感冒却出现咳嗽症状。

循环系统症状：脉搏过快或过慢。血压过高或过低。

疼痛：后背、胸腰部等肌肉、关节出现剧烈的疼痛。

麻木：使用紫杉醇等药物时，手脚会出现麻木，而且会逐渐加重，即便治疗结束后，症状还会持续几年。

口腔溃疡：严重者无法经口进食。

应对方式：预先使用类固醇类药物。

使用紫杉醇时，为了预防其不良反应，需要预先使用类固醇类药物或抗组胺药。如果症状比较严重，可以注射肾上腺素治疗。此外，腹泻时可以使用止泻药，肌肉关节疼痛可以使用止痛药，口腔溃疡可以使用局部麻醉药来治疗。

可以根据症状，更换化疗药的种类。静脉输注化疗药时，如果突然出现严重不良反应，可能是出现了过敏性休克的症状，要立刻将症状告知医生或护士。

分子靶向药物的不良反应

如今在妇科癌症的治疗中，子宫颈癌、子宫内膜癌和卵巢癌都有相应的分子靶向药物。

治疗卵巢癌的分子靶向药物有贝伐珠单抗、奥拉帕利、曲巴尼布、培唑帕尼等。在日本贝伐珠单抗可以医疗保险报销。当癌细胞增殖时，肿瘤需要形成新生血管汲取营养，这些药物可以阻断肿瘤新生血管形成，从而抑制癌细胞的生长。通常来说，单独使用贝伐珠单抗效果不理想，需要与化疗药紫杉醇、卡铂联合使用。

症状：要注意消化道穿孔及血栓栓塞症。

常见不良反应如下。

出血：点状出血，皮下出血，易出现淤血、鼻出血、牙龈出血。

血栓栓塞症：突然出现胸痛，呼吸困难，呼吸急促。

消化道穿孔：腹痛，恶心，便秘。

伤口延迟愈合：伤口很难愈合。

血压上升，高血压：眩晕，头痛，恶心，肩膀酸痛，麻木。

蛋白尿：水肿。

应对方式：立即就诊，遵医嘱。

消化道穿孔及血栓栓塞症是可以危及生命的不良反应，因此接受贝伐珠单抗治疗的患者一定要多注意。为了预防不良反应，一定不要忘记服用医生开具的处方药，听从医生的指导，认真管理日常生活（饮食和运动等）。

治疗子宫癌、卵巢癌的代表性药物及其不良反应

分类	特征	药物名称	代表产品	不良反应
铂类药物	破坏癌细胞的遗传基因复制以及合成等	顺铂	BRIPLATIN, Randa	肾功能受损
		卡铂	Paraplatin	肾功能受损，骨髓抑制，麻木及刺痛等末梢神经损伤
		奈达铂	Aqupla	骨髓抑制
紫杉类药物	抑制癌细胞增殖	紫杉醇	TAXOL	肌肉疼痛，关节疼痛，麻木及刺痛等末梢神经损伤
		多西他赛	TAXOTERE	水肿，麻木以及刺痛等末梢神经损伤
蒽环类抗生素	破坏癌细胞的细胞膜，抑制遗传基因功能	阿霉素	ADRIAMYCIN	脱发，恶心，皮疹，水疱等手足综合征
		盐酸多柔比星脂质体注射液	DOXIL	皮疹，水疱等手足综合征
		表阿霉素	PHRMORUBICIN	脱发，恶心
烷化剂	攻击癌细胞的遗传基因，抑制增殖	环磷酰胺	ENDOXAN	骨髓抑制，膀胱炎，麻木及刺痛等末梢神经损伤
		异环磷酰胺	IFOSFAMIDE	膀胱炎
抗生素	破坏癌细胞的功能，防止其增殖	丝裂霉素 C	MITOMYCIN	骨髓抑制
		博来霉素	BLEO	间质性肺炎，肺纤维化
长春花生物碱类药物	阻止癌细胞分裂	长春新碱	ONCOVIN	麻木及刺痛等末梢神经损伤
嘧啶拮抗剂类	通过抑制癌细胞遗传基因合成来抑制增殖	吉西他滨	GEMZAR	骨髓抑制，食欲不振及腹泻等消化系统症状
		氟尿嘧啶	5-FU	食欲不振，腹泻等消化系统症状，麻木及刺痛等末梢神经损伤
拓扑异构酶Ⅰ（topoisomeraseⅠ）抑制剂	抑制癌细胞的分裂	伊利替康	CAMPTO, TOPOTECIN	腹泻，麻木及刺痛等末梢神经损伤
		拓扑替康	HYCAMTIN	中性粒细胞减少
拓扑异构酶Ⅱ（topoisomeraseⅡ）抑制剂		依托泊苷	LASTET, VEPESIDE	骨髓抑制，膀胱炎，口腔溃疡，麻木及刺痛等末梢神经损伤，皮疹、水疱等手足综合征
分子靶向药物	阻止新生血管生成，抑制癌细胞增殖	贝伐珠单抗		血栓，蛋白尿，消化道出血、穿孔

放疗不良反应的对策

放疗会引起宿醉、贫血、腹泻、皮炎等不良反应。治疗结束后，患者还会出现卵巢功能衰退、阴道萎缩、膀胱炎等并发症。

不良反应的表现形式及严重程度存在个体差异

放疗（放射治疗）是以癌症病灶为目标，通过放射线照射，破坏癌细胞DNA使其死亡的治疗方法。虽然在照射时，尽量不照射到正常细胞，但即便如此，照射部位的皮肤和脏器还是会出现炎症甚至穿孔。放疗也会引起继发癌。放射线引起的不良反应和后遗症可以在治疗期间出现，也可以在结束治疗后出现。而且不良反应及后遗症的表现形式及严重程度存在个体差异。

放疗中常见的不良反应及其应对方式

在放疗中，常见的不良反应有以下几种。

· 放射性宿醉

症状：头痛、恶心等。

宿醉是指饮酒过量后第2天出现头痛、恶心等症状。放疗开始1周左右，就会出现宿醉样的恶心、食欲不振、头痛、头晕脑胀等症状，全身无力，天旋地转。

应对方式：静脉补充营养，观察病情变化。

上述症状在治疗结束后会自然消失。习惯后暂时先观察一段时间。如果无法进食，可以通过静脉补充营养。症状比较严重时，可先暂时停止放疗，等调整好身体状态后，再进行治疗。

· 腹泻

症状：肠炎及腹泻。

治疗子宫癌和卵巢癌时，需要在下腹部集中照射放射线，因此会引起肠黏膜炎症及腹泻症状。

应对方式：使用止泻药。

症状较轻的腹泻可以使用止泻药。当症状比较严重时，需要暂时中止放疗。吃些比较软的米饭、面条、蔬菜汤等对肠道刺激较小的食物，或者给予静脉输注补充水分和营养。待腹泻症状好转后再开始放疗。

· **贫血**

症状：眩晕、呼吸困难、心悸。

照射子宫或卵巢时，放射线也会穿过盆腔照射到骨髓，因此会影响造血功能，从而导致白细胞、红细胞和血小板数量减少，引起贫血等症状。这些症状并非全是暂时的，虽然不多见，但有时会持续一生。

应对方式：可服用铁剂，积极生活及丰富的饮食。

通常贫血不严重不会影响日常生活。如果总觉得心悸、胸闷、疲倦、无精打采，这种症状持续存在的话，每天服用1次铁剂，症状可以好转。生活中不要整天躺在床上，可以进行散步等适当的运动。摄取含铁量较高的肉和鱼以及可以促进铁元素吸收的蔬菜、水果，保持规律的饮食生活习惯。

· **皮炎**

症状：皮肤变红变黑，疼痛。

被放射线照射到的皮肤，会出现炎症反应，从而导致皮肤变红变黑，且有痛感。

应对方式：使用类固醇软膏治疗。

感到刺痛时，可以涂抹一些类固醇软膏。如果炎症加重，出现瘢痕时需要暂停治疗。等炎症消退后，再继续治疗。

住院时如果出现不良反应可以咨询医生或护士

住院治疗的过程中出现身体不适，可以随时咨询医生或护士。他们会为你找到解决方法。需要注意的是，治疗结束出院以后，因为不能立刻就医，所以要预先了解，放疗后容易产生的迟发反应及其应对方法。

放疗后出现的不良反应及其应对方式

后遗症一般会在放疗结束后2~3个月出现，常见不良反应如下。

· 卵巢功能衰退

症状：更年期综合征的症状。

如果在绝经前，盆腔经过放疗，卵巢会因为放射线的影响出现功能减退。雌激素减少，因此会出现卵巢功能缺如综合征，其症状与更年期综合征症状相似。身体上表现为上火、冷汗、头痛、头重、心悸、憋气、肩膀酸痛等，精神上会出现烦躁、焦虑、倦怠感等症状。

应对方式：使用激素补充治疗。

如果是年轻女性，在接受盆腔放疗前，可以把健康的卵巢移到放射线照射不到的位置。卵巢功能缺如综合征的患者可以使用雌激素来弥补衰退的卵巢功能，以消除不良反应，即激素补充疗法。这种治疗方法也可以缓解更年期的症状。如果患者出现强烈的烦躁等精神症状，可以服用抗抑郁药和镇静药。在生活中可以专注于兴趣爱好或工作，通过散步或轻微运动来活动身体、改变心情。

虽然子宫内膜癌依赖于雌激素，但是术后可能还需要通过补充雌激素来缓解更年期症状。如果不放心的话，可以根据自己的体质，选择中成药（核桃承气汤、当归芍药散、加味逍遥散等）代替雌激素治疗。

· 阴道萎缩、狭窄

症状：性交疼痛、出血。

阴道经过放射线照射后，会损伤阴道黏膜和肌肉，致其萎缩。这样的后遗症一般在治疗结束后的半年到1年出现。患者会出现性交疼痛或出血的症状，也有阴道受伤发生粘连或者无法性交的情况。

应对方式：出血时找医生就诊。

萎缩的阴道不能通过激素补充治疗而恢复。可以使用润滑剂（阴道用凝胶）缓解性交疼痛。出血时需要咨询医生。也有可能出现上述症状不是因为阴道萎缩，而是癌症复发。

· **膀胱炎**

症状：排尿疼痛，肉眼血尿。

膀胱距离子宫较近，因此容易受到放射线照射。治疗结束后半年左右会出现排尿疼痛、尿不尽、尿频等类似膀胱炎的症状。还可见肉眼血尿。

应对方式：排除癌症可能。

如果持续血尿，需要检查是否为膀胱癌等泌尿系统肿瘤所致。因为不是细菌感染引起的膀胱炎，如果问题不大可以先观察，症状也会逐渐好转。

· **放射性直肠炎**

症状：粪便里混有血液。

盆腔的照射也会影响到直肠。治疗后半年左右，粪便里会混有血液，也可伴有腹泻及腹痛的症状。

应对方式：排除大肠癌可能。

及早就诊，确认便中带血是否与肠癌等消化系统恶性肿瘤有关。如果可以明确病因为放疗引起的，口服软化粪便的药物，症状也会逐渐好转。

· **膀胱阴道瘘、直肠阴道瘘**

症状：从阴道漏出尿液和粪便。

膀胱或直肠穿孔后，与阴道相连，导致尿液、粪便及气体等从阴道中排出。因为会有不自主漏尿的情况，可能会和尿失禁相混淆。

应对方式：明确病因，进行手术。

使用膀胱镜、直肠镜、造影后行X线检查、膀胱造影或肠造影等明确病因。如果是妇科手术导致的，可通过手术将瘘道切除、闭合修补即可。但如果是因为放疗的话，膀胱、直肠、阴道等组织比较脆弱，很难进行手术修复。可做膀胱造口术或肠造口术治疗。

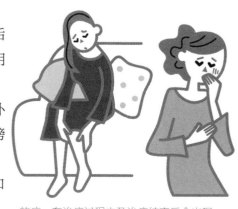

放疗，在治疗过程中及治疗结束后会出现各种各样的不良反应

形象护理

　　形象护理是指即使在与病魔做斗争的时候，为了能够愉快地度过每一天也要打扮自己。通过戴假发来掩盖头发脱落，利用化妆来掩盖眉毛和睫毛脱落，让自己开心地度过每一天。

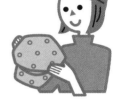

善于利用假发等

● 假发的选择方法

　　医用假发与时尚类假发不同，选用的是对敏感的头皮无刺激的材质。即便发量减少，通过使用发网也可以与头型很贴合。快去选择你喜欢的时尚款式吧！虽然真毛发和人造毛发价格有差距，但是在外观上几乎没什么区别。大多数人会选择价格在 5 万 ~ 20 万日元的成品。

● 购买假发的时间

　　不同的抗癌药脱发量不同（参见第 94 页），提前确认好你要使用的化疗药。治疗开始前 2~3 周购买假发，将本身的头发修剪成与假发类似的发型的话，脱发后戴上假发会非常自然。

● 变得稀疏的眉毛

　　治疗前使用眉笔将描好的眉毛拓在硬纸片上，剪下眉毛的部分制作眉型卡片。之后可以将这个模型放在眉毛的位置，用眉笔勾勒眉型。

● 皮肤暗沉

　　使用保湿乳（霜）护理皮肤，营造肌肤的透明感。可以用遮瑕膏遮盖容易暗沉的眼袋、眼角、鼻翼及嘴角周围，再涂上粉底液。

第 4 章

出院后怎么才能
安心地生活

癌症经首次治疗后一般不会结束。因为治疗后患者会出现各种各样的不良反应和后遗症，还可能复发、转移，所以出院后要定期复查，尽量避免一些担心和风险。

什么时候才能恢复正常的生活呢

治疗的日程安排可以参考《住院诊疗计划书》，住院天数可能是一两天，也可能会长达1个月以上，这取决于手术后的治疗方法。

通过尽早下床活动和门诊治疗缩短住院天数

在日本，住院和手术前，医院会提供《住院诊疗计划书》。《住院诊疗计划书》为患者注明了治疗的大致日程，患者可以依照这份计划书来安排住院和出院后的生活。但是像卵巢癌一样，很多时候癌症的进展情况如果不进行开腹手术就无法了解，必须在手术后才能知道目前疾病的发展阶段。因此，在治疗前很难确定住院天数等日程安排。

如果要进行手术治疗的话，开腹手术住院时间相对较长，而经阴道手术或腹腔镜手术需要的住院时间相对较短（参照第105页表）。

近年来，医生会向患者建议术后尽早下床活动来缩短住院天数。尽早下床活动的目的是缩短患者卧床静养的时间，鼓励患者坐、站、走。这样可以预防因长时间卧床所致的一系列并发症：①肺不张或肺炎等呼吸系统并发症；②静脉栓塞或肺栓塞等循环系统并发症；③术后肠麻痹等消化系统并发症；④骨、肌肉、关节等的萎缩；⑤排尿障碍等。

术后门诊治疗的注意的事项

术后需要进行放疗及化疗的患者，可以选择继续住院治疗，也可以在门诊进行治疗。在门诊接受治疗的话，工作和生活都可以按照平时的方式进行。但是切记不要勉强自己，如果觉得不舒服就马上卧床休息。门诊治疗结束后，生活基本就没有什么限制了。

治疗、手术方法	住院时间	住院、治疗的日程安排
锥形切除术	当天出院 ~ 2 天	· 手术可以当天出院。即便需要住院，一般 2 天左右即可出院。但是，出院之后需要在家静养几天。术后 1 周左右可以开始工作和做家务，但是一定要量力而行 · 伤口完全愈合需要一个半月左右的时间
单纯全子宫切除术或次全子宫切除术	7~10 天	· 即便是开腹手术，也可通过尽早下床活动缩短住院时间 · 出院后 1~2 周，不要做重体力劳动，照顾好自己即可。1 个月之后到门诊进行术后首次复查，如果没有什么问题的话，就可以做打扫、洗涤、购物等简单的家务。也可以回到工作岗位。术后 4~6 周，生活上几乎就没有限制了
腹腔镜手术	5~7 天	· 腹腔镜手术伤口较小，给身体造成的负担也比较小，患者可以恢复，住院时间也可以缩短至 5~7 天 · 在日常生活中，为了避免牵拉伤口，洗发时尽量蹲下，最好不要提重物，避免增加腹压。术后经过 2~4 周几乎就没什么大碍了
广泛子宫切除术（或单纯全子宫切除术需要淋巴结清扫时）	14~30 天	· 进行排尿功能康复训练，恢复之后即可出院 · 手术中切除的组织，在术后 30 天左右出结果。根据这个病理检查结果，来决定下一步的放化疗方案 · 出院后的 2~4 周，不要勉强自己，做些简单家务和杂事即可。1 个月后到门诊进行术后首次复查，如果没有问题的话，就可以做一些正常的工作和家务了 · 术后 3 个月左右生活基本就没有什么限制了
放疗	往返医院 50~60 天	· 放疗和化疗都可以在门诊进行。同步放化疗时，需要住院 2 个月左右
淋巴结清扫	10~14 天	· 学会淋巴引流手法后即可出院

出院后身体容易出现的问题

不用担心出院后会出现阴道出血和白带增多。因手术而出现的排尿功能障碍和水肿，也不要着急，耐心应对。定期复查时，可以向医生咨询你担心的事情。

不要过度担心出院后的阴道出血及白带增多

出院后患者发现阴道出血或白带增多，往往会担心癌症是否复发或转移。通常锥形切除术的伤口完全愈合时间为1~2个月。在此期间会有持续少量的血水排出。这些血液中也会含有修复伤口的物质氨基酸（淋巴液），此时只需要等待出血自然停止即可。如果是全子宫切除术，部分切口缝线会脱垂到阴道内，若发生细菌感染的话，会导致白带增多。虽然不用过于担心，但是如果不放心，就去医院就诊。

另外，如果手术1~2个月后出现阴道出血或有大量带有异味的分泌物，需要立刻就医，有可能是因为手术的后遗症或残留的癌细胞复发。

手术后容易出现排尿功能障碍及水肿

·排尿功能障碍

患者出院后比较常见的问题之一是排尿功能障碍。特别是广泛子宫切除术，因为术中可能会损伤到分布在膀胱的神经，导致无法正常排尿，出现排尿困难或尿潴留。住院时虽然可以请泌尿科医生会诊，但是也需要自己学会导尿（参见第108、第109页）。因为残尿容易引发膀胱炎，而通过导尿将膀胱排空是最简单有效的方法。几个月后就可以正常排尿了。因此，不要焦虑，要勇敢地去面对它。

·水肿

还有一个术后常见的问题是伴随淋巴结清扫产生的水肿。这是由淋巴液回流障碍引起的。双脚会感到肿胀或沉重。

· **其他症状**

术后比较常见的症状还有因切除双侧卵巢后引起的卵巢功能缺如综合征，如贫血、盗汗、头痛、头重、肩膀酸痛、烦躁等更年期综合征样症状，或是出现排便、排气困难的肠粘连或肠梗阻等。每种症状都有相对应的应对方法，所以如果担心的话，可以去医院就诊。

术后必须定期复查

治疗结束后，至少需要连续5年到医院接受定期复查，做好术后随诊（参见第132页）。这是为了能够在早期及时发现治疗手术后遗症、并发症、转移或复发等问题。

定期复查的频率根据治疗结束的时间而有所不同。大多数复发及转移发生在治疗后2~3年内，因此需要多次就诊。之后逐渐减少。5年内如果没有复发、转移的话，一般就可以放心了。但是并不是完全不会复发。

术后定期复查的次数如下：术后第1~2年，每1~3个月1次；术后第3年，每3~6个月1次；术后第4~5年，每6个月1次。术后第6年及以后，每年1次。

定期复查包括尿液检查、血液检查（肿瘤标志物检查）、影像学检查（X线、CT、超声检查）、内诊（直肠检查、细胞学检查）等项目。

不要过度担心转移及复发，开心地度过每一天

术后的前几年，也许你会因为捕捉到身体发生的细微变化及异常就开始怀疑自己的癌症发生了复发或转移。但其实大多数情况下是杞人忧天。如果真的很担心，就尽快解决吧。将自己所担心的事情做好笔记，到了定期复查的时候，可以向医生咨询直到能让自己安心为止。一定要进行定期复查，这有助于消除不安。

医疗水平在不断地进步。出院后首先要考虑的是，怎样才能愉快且有意义地度过每一天。

通过膀胱功能训练等方法解决排尿困难

排尿困难常见于子宫颈癌术后。如果术后几天内还不能自然排尿，就需要进行膀胱功能训练。虽然要花费一定时间，但训练后膀胱功能可恢复正常。

因为手术损伤神经导致排尿困难

排尿困难常见于ⅠB~Ⅱ期子宫颈癌，是广泛子宫切除术后产生的后遗症。在手术切除子宫及附件时，损伤到连接膀胱的神经，就会出现尿潴留、排尿困难或因残尿变多导致漏尿等情况。因手术方式不同，所以不常见于子宫内膜癌和卵巢癌术后。

术后进行放疗的话，膀胱的肌肉会变得僵硬，因此也容易出现排尿困难。

细菌感染，易导致膀胱炎及肾盂肾炎

排尿困难会导致膀胱内残尿增多，会被从尿道进入的细菌感染，引起膀胱炎及肾盂肾炎。并发膀胱炎后，会出现尿液浑浊、尿频、尿急、尿痛等症状。之后细菌进一步逆行感染至肾，引发肾盂肾炎，出现寒战、高热、腰背部疼痛。此外，还会因为漏尿导致外阴溃烂等炎症。

通过排尿功能训练促进自然排尿

手术后神经处于麻痹的状态，无法自主排尿，因此需要把导尿管从尿道插入到膀胱，将尿液引流出来。排尿功能一般会在几天后恢复，恢复后就可以正常排尿了。

·如果无法顺畅地排尿

患者无法顺畅地排尿时，需要进行膀胱功能训练。方法是不论有没有尿意，到了一定时间就去卫生间，通过腹部加压进行排尿训练。①坐在马桶上，身体呈前屈姿势，双手手掌轻轻放在下腹部；②下腹部用力，收缩肛门括约肌，暂时停止呼吸，呼出一口气放松括约肌。在呼气的同时排尿；③两手同时缓慢地按压腹部，将尿液全部排空。

每次排尿都进行膀胱功能训练的话，多数患者出院前就可以恢复自主排尿。若还不能自主排尿的话，需要学会自己导尿的方法后再出院。

・**如果不能自主排尿**

为了防止排尿困难进一步加重，需要训练自己将导尿管插入尿道引流尿液。与此同时，可以在排尿时憋气用力、按压下腹部等，寻找适合自己恢复自主排尿的训练方式。

保持心情舒畅，耐心等待自主排尿

越是在意排尿，给自己的精神压力就越大，反而使膀胱变得更敏感，导致症状加重。因此，要心情舒畅地度过每一天。在家里除了做排尿功能训练之外，还可以进行提肛运动训练，锻炼盆底肌群，以减少漏尿（下图）。

另外还要注意：①"每3~4小时排尿1次"等，在固定的时间去卫生间；②为了预防膀胱炎，每天需要喝1升以上的水来确保尿量，通过尿液冲刷膀胱内的细菌，担心漏尿的时候，可以使用成人纸尿裤；③为了防止出现夜间漏尿，睡前要控制水分的摄入。

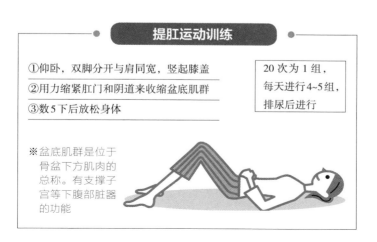

提肛运动训练

①仰卧，双脚分开与肩同宽，竖起膝盖

②用力缩紧肛门和阴道来收缩盆底肌群

③数5下后放松身体

20次为1组，每天进行4~5组，排尿后进行

※盆底肌群是位于骨盆下方肌肉的总称。有支撑子宫等下腹部脏器的功能

通过饮食和运动缓解便秘

术后肠道蠕动会暂时减弱，卧床导致运动不足，也容易引发便秘。可以通过饮食和运动改善并养成良好的排便习惯。

排便困难与手术时损伤神经等原因有关

广泛子宫切除术后常见并发症之一就是排便困难。根据不同的手术方式可能的原因包括：①损伤了促进排便的神经；②部分肠道发生粘连；③子宫切除后，肠道陷入了子宫的位置导致粪便积存。另外也担心用力排便会导致伤口裂开，所以在抑制便意的过程中会出现便秘的情况。

手术伤口愈合后，肠道的功能就会恢复，便秘也会得到改善。但是，当便秘成为一种习惯时，会出现即使直肠里有粪便但却没有便意，或者有便意却无法排便的情况。如果置之不理，会引起腹痛、腹胀、恶心、食欲不振等症状。症状加重后就会导致肠梗阻。

在日常生活中注意细节，缓解便秘

·养成排便的习惯

以进食后30分钟为基准，每天在固定的时间去卫生间，即便没有便意，也要养成每天按时去排便的习惯。但是，过于用力排便会给肛门造成严重的负担，可能会发展为痔疮，一定要多注意。

·注意饮食

一般来说，根茎类和海藻类等富含纤维的食物可以很好地缓解便秘，但是会给术后比较虚弱的消化系统带来过大的负担。过量摄取反而会阻碍肠道蠕动，导致便秘或肠梗阻。保持营养均衡，进食容易消化的食物分，并且分5~6次进食，少食多餐。等体力恢复后，再慢慢开始尝试膳食纤维含量高的食物。

· **摄取充足的水分**

水分能软化粪便。术后需要每天喝1升以上的水，完全恢复后，增加到2升以上。早上起床后，喝一杯冷水，可以刺激肠道，促进排便。如果冷水刺激性太强的话，可以喝温开水。温暖腹部促进血液循环后，排便也会变得通畅。

· **适当运动**

进行适当运动缓解便秘，不仅能直接刺激肠道，还能够集中全身力量，矫正排便必需的骨盆及肌肉出现的歪斜，促进血液循环，调节自主神经（副交感神经）功能。从轻微活动手脚开始，适应后逐渐进行腹肌锻炼、散步等有氧运动。用手掌顺时针按摩腹部20次，或者温水坐浴20分钟浸泡腹部，也能让自主神经更加活跃，促进肠道蠕动。

服用治疗便秘的药物来改善肠道的环境，促进排便

治疗便秘药物有两类。一类是通过刺激肠道蠕动来促进排便，此类药物是带有刺激性的泻药，如大黄、番泻叶等中药或者开塞露等。虽然用后立即有效，但是刺激性较强，会给肠道增加较大负担。另一类是通过调整肠道内部环境、软化粪便来缓解便秘的药物。此类药物有氧化镁、整肠生、乳酸菌等。对肠道的负担较轻，适合用来改善有便秘习惯、容易便秘的体质。

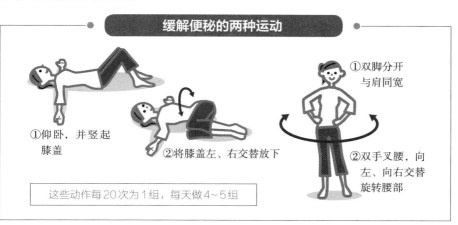

缓解便秘的两种运动

①仰卧，并竖起膝盖

②将膝盖左、右交替放下

①双脚分开与肩同宽

②双手叉腰，向左、向右交替旋转腰部

这些动作每20次为1组，每天做4~5组

尽早应对淋巴水肿

下腹部及下肢的淋巴水肿是由于盆腔手术清扫淋巴结或放疗导致淋巴结、淋巴管损伤引起的，容易发展为慢性的，所以要防止其加重。

约25%的子宫手术会并发淋巴水肿

当淋巴结及淋巴管因淋巴结清扫术或放射线照射受到损伤时，淋巴液无法正常回流，这种情况下，机体通常会在受损伤的淋巴管旁边形成新的侧支通路（旁路）。但是，当侧支循环无法形成时，淋巴液受阻，就会滞留在身体的某些部位，形成淋巴水肿。

子宫癌、卵巢癌会导致下腹、会阴、下肢等部位出现水肿。单腿或双腿肿胀，下腹、会阴及大腿根部都有可能出现水肿。淋巴水肿表现为行走困难，坐下时无法弯曲腿部。一旦出现症状，很快会加重，很难治好。

在子宫癌的手术中，大约每4名患者中就会有1名出现淋巴水肿。有的病例在术后不会立刻出现淋巴水肿，而是过了10年后才发病。

加重之后会引起细菌感染

一旦水肿部位的皮肤受伤，就会引起金黄色葡萄球菌等细菌感染，出现蜂窝织炎。这是位于皮肤深处的组织出现炎症的疾病。皮肤出现大范围红肿，有时还会出现发热、寒战及头痛、关节痛等症状。症状较重者需要住院治疗。

在日常生活中注意细节，防止症状加重

目前没有办法预防淋巴水肿，也没有完全治愈的方法。只能在平时生活上注意一些细节，防止其影响日常生活。

·经常更换体位

长时间站立或久坐等保持同一姿势会减慢淋巴液的流动。可以在室

内来回走动，改变体位，以促进淋巴液的循环。

· 避免双腿长时间下垂

睡觉时，在脚下垫一个对折的坐垫，使下肢处于稍高的位置，有利于淋巴液回流。坐在椅子上时，双腿不要一直处于下垂的姿势，可以将腿放在另外的椅子或凳子上。坐在地板上的时候，比起跪坐，将双腿向前伸会更有利于消除水肿。

· 水中行走可以减轻症状

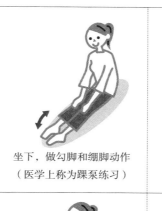
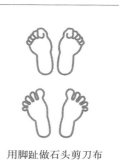
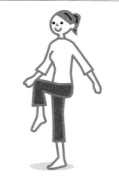
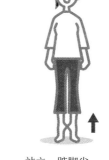

促进淋巴液循环的轻体操

坐下，做勾脚和绷脚动作
（医学上称为踝泵练习）

用脚趾做石头剪刀布

站立，做高抬腿动作

站立，踮脚尖

淤滞的淋巴液可以通过身体活动来促进其流动。除了伸展运动等轻体操，全身运动的跳绳，动感单车，有氧运动的步行外，还推荐在水中行走。依靠水压压迫淋巴管，在放松的同时，也可以促进淋巴液回流。

运动要有一定的规律，并且需要适量、适度。太过劳累反而会加重水肿。

·医用弹力袜的使用

医用弹力袜与普通运动和美体用的弹力袜不同。医用弹力袜对脚踝施加的压力最大，然后从小腿到膝盖再到大腿的压力逐渐降低。这样设计是为了将淋巴液和血液推向上半身。患者可根据水肿程度、皮肤状态、年龄等情况，选择合适的医用弹力袜，以利于改善淋巴液回流，缓解腿部肿胀。这样一来腰腿就会变轻，走路也能变得更顺畅。穿医用弹力袜运动更有利于消肿。另外，如果是"医生要求的术后需要使用医用弹力袜来消除水肿"的话，可以医疗保险报销。

·保持皮肤清洁

保持皮肤清洁，可以预防蜂窝织炎。切除子宫和卵巢后，由于雌性激素分泌不足，皮肤会变得干燥易发生感染。因此，即便是较小的伤口，也很容易出现炎症。为了保持清洁，用香皂清洗皮肤后，可涂抹身体护肤乳来预防皮肤干燥。手和脚的指甲也要剪短，注意指甲周围的卫生。

轻、中度淋巴水肿的保守治疗

通过日常生活中的努力依然很难改善淋巴水肿或者水肿越来越严重时，可以先给予保守治疗，这是一种通过运动、按摩来缓解症状的康复训练。

·淋巴的疏通和按摩

一边设想形成新的淋巴道回流的旁路来代替手术切除的淋巴管，一边进行按摩治疗。这种按摩不像以健康或美容为目的的按摩那样力度大，只要轻轻按摩皮肤表面即可。患者需要在接受过专业培训的护士或理疗师的指导。按摩手法的要点是从肢体末端向心脏方向进行按摩。首先从下肢淋巴液回流的入口，也是淋巴最容易阻塞的大腿根内侧开始，向心脏的方向按摩。接下来依次按摩小腿和脚背，从下往上，也就是从脚开始往大腿的方向按摩。每天3次，每次15~20分钟。特别是沐浴后按摩可以促进血液和淋巴液循环，消除肿胀，效果值得期待。

·自我疏通淋巴

自我疏通淋巴时要注意以腹股沟为中心，轻柔地进行按摩（右图）。按摩前涂抹保湿乳，让双手变得更滑，两只手掌包裹按摩部位，小心地从大腿腹股沟或内侧向心脏的方向细心地进行按摩。接下来再从小腿肚和脚背向大腿的方向按摩。

如果有水肿的话，膝盖和髋关节都无法弯曲，虽然不能自己按摩小腿和足背，但是腹股沟部的淋巴通畅后，也能促进下肢淋巴液的回流，因此在力所能及的范围内按摩即可。

下肢淋巴的疏通与按摩

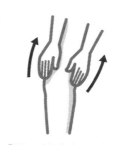

①用双手包住大腿和腹股沟，向心脏的方向按摩

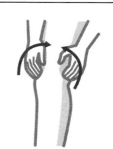

②从大腿后侧向前侧按摩

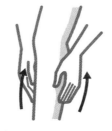

③用双手从小腿肚向大腿的方向按摩

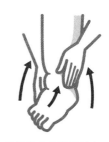

④从脚尖向脚背的方向，用手掌按摩

外科治疗

当按摩等保守治疗效果不佳时，也可以进行外科手术治疗。将淋巴管与细小静脉连接起来的"淋巴管静脉吻合术"，可以改善淋巴水肿。

早期发现肠梗阻的关键

肠梗阻是肠粘连导致的粪便通过障碍，可以表现为腹胀、无法排便和排气、恶心三大症状。一定要进行术后随访，早期发现肠梗阻很重要。

肠梗阻可能是手术造成的肠粘连导致的

肠梗阻是大肠或小肠因为某种原因堵塞引起肠内容物通过障碍，导致食物、消化液、气体等内容物停滞在肠道内的疾病。腹胀、粪便和气体无法排出、恶心是肠梗阻的三大症状。如果疑似出现肠梗阻，要立即就医。

手术引起的肠梗阻较为常见。因此，为了预防肠粘连，医生会在手术结束前，缝合腹部时将防粘连凝胶贴在肠道表面，但即便是这样还是会出现肠梗阻。

手术造成的肠梗阻种类及其应对方式

手术导致的肠梗阻，常见的有以下3种类型。

·麻痹性肠梗阻

麻痹性肠梗阻是由于肠道蠕动减弱或消失引发的通过障碍。症状较轻，会出现腹胀、呕吐、腹痛、便秘及尿量减少等症状。主要发生在术后几天之内，因此大多数可以在住院时被早期发现。可以通过禁食和输液（静脉补液）来治疗。

·粘连性肠梗阻

粘连性肠梗阻是手术时损伤到腹膜，在伤口愈合的过程中，大肠或小肠与腹膜粘连，导致肠内容物通过障碍。粘连本身是在自然的治疗过程中出现的，所以没有什么问题。但是粘连可能会引起肠道被牵拉变细、弯曲、扭转等产生不适症状。

症状上，会反复出现突发腹部绞痛，还会出现腹胀、严重的恶心和呕吐，呕吐混有胃液、胆汁甚至粪便等胃内容物。

病情进一步加重还会并发腹膜炎。虽然在手术后数天就能发现，但是也有在手术10年以后才发病的情况，因此一定要注意是否出现上述的症状。有的患者会多次复发。

肠梗阻可以通过禁食和静脉补液进行治疗，梗阻症状比较严重时，还可以将经鼻肠减压管从鼻腔插入肠道，将气体及粪便等内容物抽出体外。经过上述 处理，症状还没有得到缓解时，就需要考虑是否要进行手术剥离、切除梗阻部位。

· **绞窄性肠梗阻**

绞窄性肠梗阻是在手术伤口恢复的过程中形成的，肠道被细绳状物质缠绕时，使肠道持续处于紧绷状态，同时伴有血流不畅，导致缺血性坏死。表现为剧烈腹痛、发热、脉搏细速、寒战、大汗淋漓、面色发白等休克症状。如果不立刻进行手术会危及生命。

癌症复发也会引起肠梗阻

除手术引起的后遗症外，癌症复发也会引起肠梗阻。特别是子宫内膜癌和卵巢癌，腹腔内复发较为常见，因此易发生肠粘连。

如果癌症只在一个位置复发引起肠梗阻，将癌症与肠粘连的部分切除即可。但如果癌症在腹腔内弥散性播散，肠道多处发生粘连，就需要通过手术将健康的肠道进行吻合建立旁路治疗，治疗难度也会增加。

为了应对肠梗阻，生活中要注意什么

目前没有能够完全预防肠梗阻的方法。对于术后引起的轻度麻痹性肠梗阻，在日常生活中要注意以下几点。

（1）进食易消化的食物。

（2）吃饭要八分饱，不要一次吃太多。

（3）平时适当运动，预防便秘。

（4）如果是容易便秘的体质，可以预先使用治疗便秘的药物，保持肠道通畅。

雌激素不足引起的卵巢功能衰退

手术切除或损伤卵巢后，会导致雌激素分泌不足出现类似于更年期综合征的症状。症状比较严重时，需要进行激素补充治疗。

卵巢功能缺如综合征是因为手术损伤了卵巢

通常在绝经前卵巢被切除，或因为放化疗导致卵巢受损，分泌雌激素功能就会因此下降，出现类似于更年期综合征的症状。

进入更年期的女性，可能会出现各种不明原因的不适，但作为卵巢切除的后遗症，出现的更年期症状被称为卵巢功能缺如综合征。

原因不明的不适会表现在身体和精神两方面

卵巢功能缺如综合征可涉及很多方面，而且具体的表现形式也存在个体差异。

・**身体上的症状**

典型症状为潮热出汗、头痛、头晕、心悸、肩膀酸痛、腰痛、阴道干燥、性交痛等。

・**精神上的症状**

常表现为烦躁不安、抑郁、失眠、丧失欲望、倦怠、疲劳等。

・**容易诱发的疾病**

雌激素会增加阴道内分泌物，使阴道维持在酸性的环境下，防止细菌繁殖。雌激素水平降低后，阴道分泌物也会减少，容易导致细菌和真菌繁殖，增加了细菌性阴道炎和念珠菌阴道炎的发病率。

雌激素还有防止动脉硬化及骨质疏松的功能，雌激素水平下降，胆固醇水平就会上升，导致血脂异常，容易引发心肌梗死和脑梗死。雌激素分泌减少会引起骨密度降低，导致骨质疏松症，易引发骨折。此外，雌激素水平下降还会导致肌肉力量下降和皱纹的增加。

症状严重时要及时就医

当症状加重，影响到日常生活时，必须进行对症治疗。

·中成药的治疗

医生根据患者的症状、体质、体格等情况进行综合判断后开具相应的中药处方。服用中药可以调节身体的失衡状态、改善体质、缓解症状。

中医对治疗处于健康和疾病之间的亚健康状态十分有效，因此中医比较擅长治疗更年期综合征。例如，身体虚弱、面色不佳、手脚冰凉、容易疲倦时，可服用"当归芍药散"；体力在中等程度以下、易疲劳、上火、肩膀酸痛、烦躁、焦虑时，可服用"加味逍遥散"；体力在中等程度、手脚冰冷，但容易上火、眩晕、肩膀酸痛时，可服用"桂枝茯苓丸"；体格强健、体力充沛、容易便秘、手脚冰冷、上火、肩膀酸痛时，可服用"核桃承气汤"。这些都是妇科具有代表性的中药方。

·激素补充治疗

通过药物补充因切除卵巢而减少的雌激素。包括口服药、贴剂及乳膏。但是子宫内膜癌是依赖于雌激素生长的癌症，因此补充雌激素时要慎重。对于除子宫内膜癌外的，切除了卵巢和子宫的子宫颈癌及卵巢癌来说，可以使用激素补充治疗。虽然切除了卵巢但是保留了子宫，为了防止子宫内膜癌复发，也可以补充另一种女性激素黄体酮（孕激素）。但是也需要一直补充激素，边观察症状，边慢慢减少用量，最后达到即便不补充激素，也不会出现症状的状态。

轻微的症状可以通过日常生活细节来改善

在日常生活中，首先可以从饮食上调整身体状态。在保证营养均衡的同时，要多吃富含膳食纤维的食品以及含有人体所必需的脂肪酸EPA、DHA的青鱼等。另外，还需要进行一些适合自己的轻体力运动，如散步，以及可以缓解压力的兴趣爱好和娱乐活动。

不要忽视术后的失落感

切除子宫和卵巢会导致严重的失落感。随着身体的恢复心情会逐渐平静下来。当你感到痛苦时，去做心理咨询也是一种很好的方法。

癌症是一种身心疾病

切除子宫和卵巢对女性来说是非常痛苦的，不少人在接受了这种治疗后会出现严重的失落感。认为"切除了子宫和卵巢后自己就不是一个完整的女人了"，因此也很容易被周围一句无心之言所伤害，变得更加敏感。这是因为切除卵巢后身心都无法适应激素的急剧变化，情绪变得不稳定而引起的。在身体状态恢复的前几个月是最痛苦的时期。

出院后常见的心理问题

癌症患者常见的心理问题主要有适应障碍、抑郁症、谵妄。

·适应障碍

适应障碍是一种会出现焦虑、失眠、食欲不振、体重下降等症状的心理疾病。癌症，与生命息息相关，但是作为女性的身份也因此受到了影响，因此会产生巨大的精神压力，这也是出现适应障碍的主要原因。

·抑郁症

抑郁症是一种有严重精神症状并伴随身体症状的心理疾病。精神上的症状有情绪低落、抑郁、烦躁、对生活失去兴趣等。身体上的症状有动作迟缓、头痛、头晕、胸闷、喉咙堵塞、失眠、食欲不振等（参见第128页）。

·谵妄

谵妄的症状是患者出现幻觉、妄想、焦躁、兴奋等精神问题。记不清自己的名字、时间及所在的场所等信息，不能区分昼夜。会产生"我是谁？这是哪？"这样的定向力障碍，有时会被误认为是痴呆症。

如果意识到心理异常的话，可以去做心理咨询

不管是谁在面对癌症的困扰以及随之而来的住院、手术、术后的高压环境都会出现心理问题。当你突然感觉走投无路，严重焦虑，烦躁不安，自己也能察觉到异常时，想要摆脱这种状态，需要尽早找医生求助，接受治疗。有的医疗机构会设置专门解决癌症患者的心理问题的肿瘤心理科（参见第66页）。

可以通过倾诉，消除不安及烦恼

最重要的是不要独自面对不安和烦恼。可以向家人、医生、护士以及一起与病魔斗争的病友和朋友去倾诉。能够与你惺惺相惜的人一定会认真倾听、理解你的感受，与你共情："这样真好""就是这样"。和愿意倾听、共情的人交流有助于缓解压力，恢复自信。

吃好睡好，找回规律的生活

为了能摆脱伴随着无助、虚弱和倦怠的抑郁情绪，恢复原来的生活，需要调整每天的作息时间，将昼夜区别开来。尽可能通过工作、家务、兴趣爱好、运动、娱乐、外出来增加白天的活动量，认真对待一日三餐，晚上自然会养成安睡的习惯。

肌肉和脂肪也能生成雌性激素

虽然人们总会把子宫和卵巢与女性特征联系在一起，但是从医学角度来看，即便失去子宫和卵巢，也不代表会失去女性特征。因为除了卵巢外，肌肉和脂肪细胞也会生成少量雌性激素。大豆中含有的异黄酮（黄豆苷元、染料木素）的结构与雌激素类似，可以通过摄取这种物质来补充体内雌激素。因此，即便卵巢无法分泌雌激素，也有补充的方法。

术后的性生活

虽然切除了子宫和卵巢，但保留了阴道，所以不用担心，也不要害怕，与配偶沟通好， 就可以重新开始性生活了。

即便失去了子宫和卵巢也能重新开始性生活

很多接受了妇科手术的女性患者，会担心性生活该怎么办，认为"子宫和卵巢都没有了，算了吧""已经断了怀孕、生育的念想了"，因此也就放弃了性生活。这可能是受到了"性生活只是为了传宗接代"的传统观念影响。据日本肿瘤专科医院的数据显示，现实中接受单纯全子宫切除术的女性占37.5%、接受广泛子宫切除术的女性占59.4%，术后完全没有性生活。但是，匿名提交的结果，除去没有回答的问卷，50%以上接受单纯全子宫切除术、30%以上接受了广泛全子宫切除术的女性，术后会重新开始性生活。

伤口恢复后就可以重新开始性生活

从结论来说，即便没有了子宫和卵巢，也能进行性生活。没有切除子宫，仅切除卵巢、输卵管等附件的话，术后2~3周伤口完全愈合后就可以重新开始性生活。即便是切除了子宫颈及其周围大部分组织的全子宫切除术，术后经过6周，阴道的伤口恢复之后，也可以进行性生活。但是，伤口恢复的时间存在个体差异，因此需要经过主治医生确认后再进行性生活。

阴道因手术缩短，但可以通过激素来恢复

子宫及卵巢手术时也会切除子宫颈附近的部分阴道。虽然与以前相比阴道变短了，但是如果保留了单侧卵巢，阴道可以在雌激素的作用下恢复到原来的长度。如果两侧卵巢都被切除了，就会与绝经后的女性一样阴道萎缩变短。

阴道的干燥会导致性交痛。但可以通过补充激素使阴道伸长，过上和术前相同质量的性生活。另外，还可以通过改变体位，来解决阴道变短的问题。因放疗导致阴道萎缩时，阴道组织变硬、光滑度降低，性交时也会产生疼痛。这种情况不能通过补充激素改善，但可以在性交时使用润滑剂来缓解疼痛。

心理问题会减少对性爱的兴趣

术后在性生活上的困扰，除了阴道的问题以外，还会出现性欲丧失、性交时感觉变差、性的满足度降低以及对性行为的兴趣降低等。产生这些问题的原因，与身体无关，而是由于对性生活失去兴趣的心理因素所致。具体来说，患者会因为"我已经没有子宫和卵巢了""我不能生育，过性生活还有什么意义"这样的悲观情绪对性生活产生抗拒，或是产生"这样下去会影响夫妻感情"的焦虑状态，以及"伤口裂开就麻烦了""性生活可能会导致癌症复发"等恐惧和不安。

虽然性生活不会导致伤口裂开或癌症复发，但是心理问题导致的性功能障碍会持续较长的时间。尽管如此，当患者的身体逐渐恢复到手术前的状态，精神上的创伤也会随之减轻，性生活也会恢复往常。

性生活的问题需要两个人的沟通

在术后完全没有性生活的原因中，"对方没有提出这方面的要求"占不到10%。可能是因为男性对女性也会有所顾虑，不知道该如何是好。日本的女性，年龄越大，对性生活就越淡漠，有些人只需要日常聊天及肢体接触就觉得十分满足。也有人完全不考虑性生活，每天也能轻松快乐地度过。性生活是两个人之间的事情，有时女性能够接受没有性生活而男性无法接受，相反也有男性能够接受而女性无法接受的情况，这是个非常复杂的问题。

两个人要多花时间好好沟通，为了能够恢复到患癌前的生活，一定要告诉对方自己内心的真实想法，这一点非常重要。

维持术后健康的日常生活小窍门——饮食

食补是帮助恢复术中失血及损伤组织的重要因素。
以维持标准体重为目标，选择营养均衡的菜谱。

通过营养均衡的饮食来守护健康

为了使身体能够恢复到术前状态，选择营养均衡的饮食非常重要。营养可以使受损的细胞再生，预防细菌感染。

·基础的三菜一汤

在早、中、晚三餐之间加餐，每天进食4~5次。每顿正餐要有主食和主菜1份、配菜2份、汤1份，保证三菜一汤。

米饭中含有碳水化合物和脂肪，是身体能量的来源。主菜可以选择由鱼、肉、鸡蛋、豆制品、乳制品等有利于造血和肌肉生长的优质蛋白质。配菜可以是炖菜、醋拌凉菜、酱油拌菜、纳豆等蔬菜类或海藻、水果制成的富含维生素和矿物质的食品，可以促进营养物质代谢，维持身体功能的正常。饮食中营养均衡很重要，三菜一汤，自然摄取身体所必需的营养物质，是一种理想的进食方式。

·有抗癌作用的食物

美国癌症研究基金会公布了"癌症预防15条"，日本国立癌症中心公布了"预防癌症新12条"。我们从这些内容中为大家挑选一些抗癌食物的食用方法。

每天要摄取350克蔬菜或水果。其中包括120克的胡萝卜、菜花等黄绿色蔬菜。

多吃根菜类、豆类、杂粮等富含纤维的食物。

鱼、肉、鸡蛋等蛋白质，每天的摄取量男性为60克，女性为50克。

尽量不要吃动物脂肪含量高的食物。

盐分每天的摄取量男性低于8克，女性低于7克。

避免进食焦煳的食物、过热的食物以及有点发霉的食物。

控制酒精摄入量，女性每天的饮酒量需要控制在日本酒0.5合（90毫升），大瓶啤酒的半瓶，红酒1杯，威士忌1盎司（30ml）。男性可以加倍。

选择食物时要注意食品添加剂和农药残留。

维持标准体重的饮食

在术后身体管理中最重要的是维持标准体重，让体力恢复到术前的水平。维持健康不易生病的体重指数（BMI）是22。可以用下面的公式计算出最适宜的体重：体重（kg）=身高（m）×身高（m）× 22。

·肥胖人群的饮食

每日三餐的时间间隔保持在4~5小时，这样有利于防止进食过多。

不需要减少每餐的进食量，保证营养均衡的饮食习惯很重要。早饭选择大米或面包等五谷类食物，以补充身体所需能量。午饭不要太过简单，有肉类和鱼类等富含蛋白质的食品，可以促进血液和脂肪的生成。晚餐应多吃些富含维生素、矿物质的蔬菜，可以调整身体的生理功能。

吃饭时要细嚼慢咽，这样少量进食就会产生饱腹感。睡前2小时不要吃东西。

·消瘦人群的饮食

胃肠虚弱，食欲就会下降，即便只能少量进食，也要将高热量的肉类及乳制品做成容易消化的菜品食用。

饮食中一定不能缺少提供能量的米饭、面包或其他面食。除了白米饭以外，还可以选择杂粮饭，看上去与众不同，还可以增加食欲。

如果每餐的进食量很少，可以增加进餐次数到每天4~5次，可以解决能量摄入不足的情况。每天的饮食中，如果能够包含肉类、鱼类、鸡蛋、牛奶及其乳制品、大豆及其制品、黄绿色蔬菜、海藻类、薯类、水果、脂肪这10类食物的话，基本可以摄取所有需要的营养元素。每种摄取少量即可。

维持术后健康的日常生活小窍门——运动

运动有利于恢复体力、肌肉和精力，提高治疗效果。如果不喜欢运动，也可以通过做家务来提高身体素质，达到与运动同样的效果。

通过运动恢复身体状态

因为术后需要静养，运动量自然会减少。缺乏运动会加重癌症手术后淋巴水肿、便秘、肠梗阻等后遗症。美国抗癌协会在2012年的指南中，向接受了手术的癌症患者呼吁，"为了能够尽早回归日常生活，一定要养成定期运动的习惯"。

运动可减轻治疗的不良反应

对于因为治疗引起的不良反应，也可以通过运动达到如下的效果。

（1）防止全子宫切除术后引起的便秘、肠梗阻及淋巴水肿等不良反应的加重。

（2）减轻放疗及抗癌药治疗后引起的白细胞及红细胞减少，改善贫血，缓解疲劳及倦怠。

（3）预防因化疗、激素治疗等原因引起的肌肉量和骨量的减少，预防和改善骨质疏松。

（4）预防子宫和卵巢切除后的失落而产生的适应障碍及抑郁症等心理问题，缓解因为疾病带来的心理压力。

为了能够尽快恢复体力和肌肉力量，过上健康的生活，必须养成运动的习惯。出院后，要尽早开始运动。

每周运动3~5天，每天运动30分钟以上

为了降低癌症复发的风险，建议每天进行30分钟以上、每周进行3~5天的伸展运动及有氧运动。

·伸展运动

根据卵巢切除等治疗内容的不同，还需要注意骨质疏松可能会引起骨折。可以坐在椅子上进行伸展运动，选择不会对骨骼产生负荷的运动。

·有氧运动

有氧运动是指对身体负担较小，一边吸氧一边进行的运动。可以持续很长时间。有氧运动包括快走、慢跑、水中漫步等。

·肌肉力量训练

力量训练是一种需要瞬间爆发力的无氧运动，用来锻炼肌肉力量。仰卧起坐，俯卧撑，使用哑铃、跳绳等工具的训练都属于无氧运动。剧烈的运动会对心脏造成负担，也会让关节疼痛。达到全身稍微出汗的运动量即可。

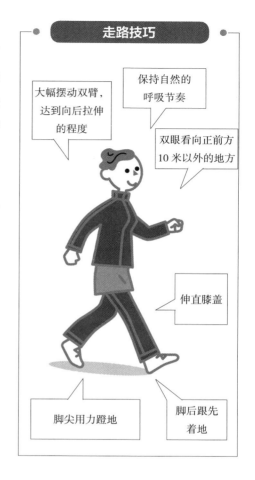

走路技巧

大幅摆动双臂，达到向后拉伸的程度

保持自然的呼吸节奏

双眼看向正前方10米以外的地方

伸直膝盖

脚尖用力蹬地

脚后跟先着地

不喜欢运动的人可通过散步或做家务来增加活动量

对于不喜欢或不擅长运动的人，建议散步。记得带上计步器，把走路步数记录下来，可以在距离目的地的前一站下车步行，在车站也不要使用电梯，多走楼梯。逛街购物既能锻炼身体，又能转换心情。

对于没有时间运动的人来说，工作或做家务时，有意识地多活动身体，积少成多也能达到相当于运动的活动量。日本厚生劳动省建议，65岁以上的人群，不论强度大小，每天都要进行40分钟以上的身体活动（运动、工作、家务等生活活动）。

维持术后健康的日常生活小窍门——缓解压力

即使治疗结束后，不良反应和复发的压力也会持续。将注意力转移到疾病以外的事情上，找到可以让自己心情变好的方法。

忽视压力会损害身心健康

压力是受到外部的刺激后，引起的极度紧张的状态。术后患者因为失去子宫和卵巢而产生的失落感，难以改善的不良反应及后遗症，对今后可能会复发和转移的焦虑都是产生压力的原因。

尽早缓解压力非常重要。对压力置之不理，不仅会损害健康，还会导致胃肠问题、心脏病、高血压、自主神经紊乱、失眠、抑郁症等。

了解压力的信号

虽然压力是看不见的，但是会在身体、心理、行为等方面表现出具体的症状。

身体方面：心悸，呼吸困难，血压上升，没有食欲，疲劳，消瘦。

心理方面：莫名的伤心，抑郁，焦虑，强烈的烦躁，沮丧，强烈的无力感，没有干劲，无法冷静。

行动方面：失眠，早醒，不喜欢和人接触，酗酒，散漫。

即便产生了压力，自己也很难察觉到。当精神处于紧张状态时，如果能够意识到自己会

常见的抑郁症症状

抑郁症的主要症状：① 抑郁情绪（忧郁的心情）；②对任何事情都不感兴趣。如果以下症状持续2周以上，需要就医。

· 抑郁情绪严重，心情低落
· 对任何事情都不感兴趣
· 虽然很累但睡不着，或者即使睡觉了也无法缓解疲劳
· 好像被催着做什么事一样，心里不踏实
· 觉得自己没有任何价值，责备自己
· 无法进行思考，精神不集中，做事犹豫不决
· 想要自杀

经常做出什么样的行为或出现怎样的症状，例如，"有压力的话，就会花更多的时间去找东西""遇到不顺心的事情后，肚子会不舒服"等，就能尽早发现压力。

缓解压力的方式

·通过运动和休息缓解疲劳

如果经常失眠或身体状态不佳，就会在意平时不太在意的事情，感觉到更大的压力。这时可以采取腹式呼吸来放松身心，也可以做让关节和肌肉变得更加柔软的伸展运动。然后为了让自己第二天能有一个精神饱满的状态，要保证充分的休息。

·大声笑

笑可以激活攻击癌细胞的自然杀伤细胞，使其变得更加活跃，从而提高免疫力。而且笑可以让心情变好，既能缓解压力，也能让人积极的对待事情。因此，越是不开心的时候，越要笑出来。

·学习新知识、正确的知识

癌症的治疗方法每天都在进步。患者可以通过掌握新知识和正确的知识来消除烦恼和焦虑。平时多注意报纸等媒体上的信息，也可以多去参加医院和保健所为患者举办的公开讲座和演讲会。

·转换心情

如果每天都在想癌症、复发和转移的事情，会给自己带来巨大的精神压力。将注意力转移到疾病以外的事情上，如工作、兴趣爱好、做志愿者、运动等，试着沉浸于自己喜欢或感兴趣的事情当中，以利于缓解紧张的情绪。

·寻找倾诉对象

如果总想着"必须自己一个人克服这种焦虑和痛苦"，就会变得更加紧张、焦虑、烦恼。除了家人以外，身边也要有能够与你共情、倾听你述说的病友或朋友。可以通过谈话、互相理解，找到解决问题的方法。

出院后需要紧急就诊须知

　　出院后，你可能会出现身体不适。这种情况下不要强忍，最好立刻电话联系医疗机构，告诉他们自己目前的症状，并询问是否需要就医。此外，最好在出院或第一次复查时，提前和医生沟通好，出现哪些症状需要就医，以及紧急的联系方式和就医方式。

　　当发生以下情况时不要犹豫，立即联系、紧急就医。

● 手术后

　　当出现无法排便、排气，且伴随恶心、呕吐、腹痛等症状时，可能是肠梗阻。如果出现发热、腹痛，下腹部及大腿根部等出现红肿、疼痛，则有可能是淋巴水肿或淋巴囊肿继发感染。

● 在门诊接受抗癌药治疗时

　　出现 38 度以上的发热、出血、恶心、呕吐等症状，可能是血液中的中性粒细胞减少引起的。持续腹泻不仅会影响日常生活，还会有脱水的风险。

● 放疗后

　　被放射线照射过，有时候会出现皮肤表面出血、腹泻、持续食欲不振、体重减轻等症状，可能都是放疗后的不良反应。

● 接受雌激素治疗时

　　下肢突然出现肿胀或疼痛、胸痛、呼吸困难、冒冷汗的情况，可能是血栓形成。

● 使用分子靶向药物贝伐珠单抗时

　　当眼睛看东西时感觉异常、恶心、意识淡漠、呼吸困难伴有胸痛、发热伴有腹痛等情况，可能出现了药物的严重不良反应。

第 **5** 章

关于复发、转移，
应该知道的知识

复发、转移多发生在首次治疗后的 2~3 年内。复发时的治疗以化疗为主。不良反应也比首次治疗时大，但是如果通过定期复查能在早期发现的话，治疗效果也会更好。

至少连续 5 年到门诊定期复查

出院后 5 年内，要在随访门诊接受定期复查。5 年
之后复发率会下降，可以考虑癌症基本上治愈了。

癌症的复发、转移多发生在术后2~3年内

癌症在原发病灶周围再次出现时称为局部复发；而在距离原发病灶
较远的部位出现时，则称为远处转移或远处复发。对于子宫内膜癌或卵
巢癌等妇科系统的恶性肿瘤来说，术后2~3年内出现复发、转移的情况
较为多见。5 年之后复发、转移的可能性就会减少。因此，一般标准是
术后5年内进行随访，5年后一般就不需要再去门诊进行定期复查了。

关于 5 年生存率

5 年生存率是指接受癌症治疗或手术后，生存时间超过 5 年的概率。
其中包括"首次治疗后 5 年内无复发的人群"，也就是癌症几乎达到治
愈的人群；"术后虽然出现复发、转移，但经过治疗生存时间超过 5 年
的人群"以及"癌症无法通过手术被完全切除，一直与癌症作斗争，生
存时间超过 5 年的人群"。因此，即便 5 年生存率为 100%，也并不
代表所有患者都没有出现过复发和转移。而且在生存时间没有超过 5 年
的人群中，不仅是癌症导致死亡，也有因为交通事故或其他疾病等原因
导致死亡的情况。

癌症协会 5 年相对生存率

2004~2007 年确诊病例　　　　　　　　　　　　　　　　单位：%

分期	子宫颈癌	子宫内膜癌	卵巢癌
I 期	92.3	94.9	87.7
II 期	77.6	90.6	66.4
III 期	57.8	66.2	43.1
IV 期	21.8	18.8	28.7

通过定期复查能够早期发现和预防复发、转移

前面说过癌症的复发、转移以5年为基准，但是并不代表5年之后不会出现复发、转移。虽然5年后复发、转移的可能性很小，但是也有过了10年才复发的情况。

到目前为止没有确切的方法可以预防癌症的复发、转移。因此，不管用什么方式，早期发现是守护生命的最好方法。至少需要5年的时间进行定期复查。如果可以的话，推荐接受10年的随访。

定期复查一般需要以下的诊疗和检查。

· **诊疗**

内诊：大多数子宫颈癌和子宫内膜癌的复发发生在盆腔内。通过内诊来确认阴道内侧至盆腔的状态。虽然卵巢癌容易向盆腔外转移，但是也有转移至盆腔内的可能，因此也要进行内诊。

· **检查**

细胞学检查：癌症的复发常见于切除子宫后的阴道残端。因此，可以对此部位进行细胞学活检来确认有无异型细胞（与正常细胞的形态不同，有癌变风险的细胞）或癌细胞。

影像学检查：为了明确是否出现远处转移，需要进行胸部X线、CT及MRI检查。对于卵巢癌来说在进行细胞学检查的同时，也需要进行阴道超声断层检查。疑似出现复发、转移时，还会进行PET-CT、骨扫描等核医学检查等。

肿瘤标志物：在抽血化验项目中，CA125、SCC等属于肿瘤标志物的检查（参见第41页）。当体内出现癌细胞时，会产生健康时不常见的特殊蛋白质，并且释放到血液中。肿瘤标志物会对这种特殊物质产生反应，提示存在癌细胞的可能。当血液中肿瘤标志物的数值急速上升时，有癌症复发的可能。但是，其他原因也会导致肿瘤标志物上升，因此数值升高并不代表癌症一定出现了复发、转移。需要根据其他细胞学检查及影像学检查的结果，综合判断是否出现了复发、转移。

良好的生活习惯可以降低复发的风险

癌症是不良生活习惯引起的疾病之一，所以要改掉
与癌症发生密切相关的不良的生活习惯，如吸烟、
酗酒、偏食等，维持健康的生活。

不健康的生活方式是癌症的诱因

据日本国立癌症研究中心的调查显示，有53.3%的男性、28.3%的女性癌症患者，是由于生活方式和病毒感染导致的。为了预防癌症的复发，改变生活习惯、保持健康的生活非常重要。

吸烟也会导致子宫颈癌和卵巢癌

吸烟不仅会诱发肺癌，也是子宫颈癌和卵巢癌（黏液性）的病因之一。在日本2011年的国民健康、营养调查中显示，女性吸烟的人数呈增长趋势，达到了9.7%。其中有42.8%的人想戒烟却无法做到。如果想要戒烟的话，不如趁这个机会去戒烟门诊接受治疗，彻底把烟戒掉。

但是，即便本人不吸烟，周围有人吸烟的话，也可能会被迫吸入二手烟，这种情况称为被动吸烟。被动吸烟也是诱发癌症的原因之一，属于比较严重的问题。

过量饮酒也会致癌

虽说少量的酒精是"百药之首"，但是日本国立癌症研究中心预防小组发布了以下的调查结果。

（1）过量饮酒会致癌。因为酒精本身就是致癌物。

（2）饮酒加吸烟的习惯，会增加患癌的风险。据有关报道，"分解酒精的酶，可能会激活香烟烟雾中含有的致癌物"，但是，这种理由和原理尚未得到证实。

（3）对于少量饮酒就会脸红，酒量不好的人来说，风险会更高。酒

量不好的人是指对于酒精及其代谢产物乙醛的分解能力较差的人。乙醛也是一种致癌物。虽然现在能够表明吸烟、饮酒与子宫癌和卵巢癌有因果关系的数据不多，但是相关研究正在取得进展。戒烟限酒，可以让你远离癌症。

多吃蔬菜和水果可以预防癌症

日本国民健康、营养调查显示，日本人的蔬菜摄入量每天平均为293.6克，女性仅为288.7克，并没有达到目标。蔬菜摄入量不足。

蔬菜中含有大量以多酚为首的抗氧化物质，能够清除活性氧，而活性氧是诱发癌症的原因之一。建议按照每天摄入蔬菜350克和2个橘子的标准来进食。

美国国家癌症研究所将具有抗癌作用的植物性食品作为"抗癌食物金字塔"发布（如图）。这些食品是基于到目前为止，癌症调查研究的数据，有抗癌及抗氧化作用等，已经被证实有抗癌作用的40余种蔬菜或水果，其中效果较好的置于顶端，呈金字塔状显示出来。可以作为选择食材的基准。

抗癌食物金字塔

重要程度增加

大蒜、卷心菜、甘草、大豆、生姜、伞形科（如胡萝卜、西芹、欧洲萝卜）

洋葱、茶叶、姜黄、糙米、全麦、亚麻、茄科（如番茄、茄子、青椒）、芸香科（如橘子、柠檬、西柚）、十字花科（如西蓝花、菜花、甘蓝）

哈蜜瓜、罗勒、龙蒿、燕麦、薄荷、牛至、黄瓜、百里香、小葱、迷迭香、洋苏、土豆、大麦、浆果类

（资料：美国国家癌症研究所）

提前了解癌症复发时会出现的症状

潜伏在体内的癌细胞会悄悄开始增殖、复发转移。提前了解复发时可能会出现的自觉症状并及早应对很重要。

容易复发、转移的部位

癌症在最初治疗时的分期越晚，复发转移的可能性就越大，且治疗难度也会增加。

子宫颈癌容易在盆腔内出现复发、转移。如果保留子宫的话，复发多在子宫颈的位置；如果切除子宫的话，复发容易出现在阴道残端的位置。此外，也会在盆腔内淋巴结、盆壁、相邻的膀胱和直肠等部位复发，被称为局部复发。

对子宫颈癌来说，绝大多数是局部复发。癌细胞通过血液和淋巴液发生远处转移，远处转移的部位比较固定，如肺、肝、盆腔·腹主动脉旁淋巴结、骨及脑等部位。

子宫内膜癌和卵巢癌也是在上述部位出现复发及转移。但是在盆腔外的复发比子宫颈癌更为常见。

对于卵巢癌来说，癌细胞还会在腹腔内的腹膜上出现大范围播散转移（种植性转移）（参见第87页）。

复发、转移时的自觉症状

如果出现以下症状，则有可能是复发、转移。即便出现比较轻微的症状，也不要自己进行判断，一定要立即就诊，确认是否出现复发、转移。

·在盆腔内复发时

（1）阴道出血及出现褐色的分泌物。从术后第6个月开始，如果有出血或出现大量褐色带有腥臭味的分泌物，有可能是癌症复发了。但是，如果是阴道缝合部位长了肉芽而引起的出血及分泌物，则不是癌症复发，拆线后就能痊愈。

（2）肿块。当发现腹部、皮肤、淋巴结有肿块时，一定要立即就医。一般情况下，癌性肿块体积会比较大，质地坚硬，但有时也不是这样，因此一旦触摸到肿块，不能置之不理，需要立即就医。另外，被当作是肿块的东西，也有可能是积存在腹部的粪便，或者是因为感冒等感染引起的淋巴结肿大。

（3）疼痛。肿瘤变大后，会压迫盆腔神经和坐骨神经，导致腰腿疼痛。另外，骨转移时会出现骨盆和脊柱疼痛。卵巢癌在腹腔内复发时，也会出现剧烈的腹痛。但是，除癌症以外也会有很多原因引起疼痛。

（4）血尿、血便。复发的癌症浸润至肠道或膀胱后，会出现血便或血尿。但也可能是放疗后的不良反应，因此一定要及早就医进行鉴别。

· **远处转移时**

顽固的刺激性咳嗽可能是癌症向肺部转移的表现。明明没有感冒，但却一直咳嗽的话，需要进行胸部X线检查确认病因。

当癌细胞向其他脏器发生转移时，可能不会出现任何症状，特别是发生肝、淋巴结等转移时，一般不会出现任何症状。因此，一定要定期复查，在早期发现转移非常重要。

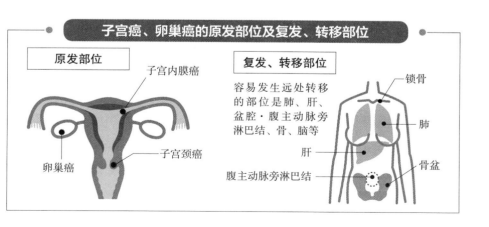

子宫癌、卵巢癌的原发部位及复发、转移部位

原发部位
子宫内膜癌
卵巢癌
子宫颈癌

复发、转移部位
容易发生远处转移的部位是肺、肝、盆腔·腹主动脉旁淋巴结、骨、脑等
锁骨
肺
肝
骨盆
腹主动脉旁淋巴结

癌症复发、转移的治疗方法

如果发生了复发、转移，在慎重检查的基础上经过观察，明确复发诊断后开始下一步治疗。边探索边治疗。

谨慎地做出复发的诊断，并寻找治疗方法

复发、转移时的治疗方法，需要根据癌症的类型、初始的治疗方案、转移与复发的范围等有所不同。通常从术后到复发的时间间隔越长，症状就会越轻，治疗的效果也会越好。但是，不一定必须采用标准治疗方法，可以尝试其他不同的治疗方法。

复发、转移时治疗的不良反应及后遗症会比首次治疗时严重

复发、转移的治疗与既往的治疗有很大关系。例如最初已经做了手术切除和化疗，但是根据复发的情况，有可能还需要二次手术。

如果已经做过放疗，被放射线照射过的组织会变硬，因此很难进行二次放疗和手术。

出现复发、转移时的治疗，其不良反应及后遗症会比首次治疗时严重，因此在决定治疗方式时，需要考虑到这些因素。

高龄患者的治疗方法

高龄患者，在肝、肾功能下降的同时也会合并多种疾病。手术治疗会给老年人的身体带来巨大的负担，更容易出现不良反应及并发症。而放疗则容易引起体重减轻等后遗症。因此，决定治疗方案时要考虑患者的预期寿命、承受能力及个人意愿等因素。

就抗癌药的治疗，缓解疼痛及不良反应的治疗方法（支持疗法）也在不断进步，因此使用常规的治疗方法就能有效。

向主治医生咨询，了解首次治疗的情况

癌症复发时，有些患者会更换医院治疗。或许是因为发生了复发、转移，对原来医院的治疗产生了不信任感，想要摆脱焦虑的缘故吧。但是，你的主治医生最了解你病情发展的情况、初始的治疗方案以及治疗的经过。而且就主治医生而言，从最开始就非常希望治愈每名患者。因此，一定要先去咨询你的主治医生，知情同意后再接受下一步治疗，这点非常重要。

复发病灶较少时，可以选择手术或放疗

·只有1~2个复发病灶，可以手术治疗

在癌症的治疗中，最有效的方法是手术切除被癌细胞侵犯的组织。即便是出现了复发转移，如果只有1~2个病灶的话，可以考虑手术治疗。但是，手术的切除范围可能会较初始手术更大。

·首次治疗没做过放疗，再次治疗时可以选择

在第一次治疗中未接受过X线、伽马线、电子线等放疗的患者，且只有1~2个复发或转移灶时，放疗也会有不错的效果，因为组织没有受到过损伤。

·有多个复发病灶时，需要进行抗癌药治疗

如果癌症在脏器表面像播种一样多发，只有作用于全身的抗癌药治疗才有效。甚至对肉眼无法看到的微小癌症病灶也能发挥作用。

复发时抗癌药的使用方法

首次治疗时使用了抗癌药的卵巢癌患者，复发后需要再次治疗时，可根据复发时间的长短，来决定抗癌药的选择。

如果在6个月以内复发，要使用与首次治疗不同的药物。

如果在6~12个月内复发，可以使用与首次治疗相同的药物，或仅更换其中一种药物，联合用药。

如果复发时间超过12个月，首选与首次治疗相同的联合治疗方案。

不管哪种情况，当患者的全身状态不好时，可以仅使用一种抗癌药治疗，这有利于减轻疼痛及不良反应对身体造成的影响。

根据复发转移的部位及患者身体状态选择不同治疗方案

·局部复发时

阴道残端复发：当手术保留的阴道残端出现癌症复发时，如果首次治疗只进行了手术，那么复发时可选择放疗，同时进行外照射及（腔）内照射。如果首次治疗已经做过放疗，就不能再使用伽马线照射，而是用放射性物质铱进行（腔）内照射。

阴道壁复发：如果在阴道壁的黏膜发现了癌细胞，使用伽马线或铱进行（腔）内照射。

腹腔内复发：如果癌细胞只出现在局部，可以通过手术将其切除。当癌症病灶较大时，可以先进行抗癌药治疗缩小病灶后，如果情况允许再进行手术。

·远处转移时

发生肺或肝等远处转移时，转移灶癌细胞的组织分型（根据细胞的形状、性质等分类）与子宫颈癌、子宫内膜癌、卵巢癌相同，而与原发性肺癌及肝癌的组织分型不同，因此要按子宫颈癌、子宫内膜癌及卵巢癌治疗。

腹膜种植：癌细胞在腹膜上广泛转移，很难通过手术或放疗清除。因此需要进行全身抗癌药治疗。

淋巴结转移：给予对全身有效的抗癌药物治疗。对于锁骨上淋巴结等可以先手术切除，随后追加放疗。无法切除时可直接放疗。

肝转移：癌症向肝发生转移时，如果只有1~2个病灶，可以通过手术切除。如果病灶数较多，则可以使用抗癌药治疗。

肺转移：当肺转移的病灶只有1个时，可以通过手术将其切除。转移病灶数量较多时，可以使用抗癌药治疗。如果抗癌药治疗无法发挥作用也可以进行放疗。

脑转移：因为在大多数情况下，抗癌药对脑转移无法发挥作用，只能使用放疗。

骨转移：发生骨转移时，可以进行放疗。虽然也可以使用抗癌药治疗，但是骨转移通常会伴随剧烈疼痛，放疗起效更快。

皮肤转移：如果转移到皮肤的病灶只有1个，可以通过手术切除。如果有多个，则需要使用抗癌药治疗。另外，虽然只有1处转移但如果病灶体积较大时，可使用电子线来代替平时常用的伽马射线进行治疗。

其他：当癌细胞向腹壁发生转移时，只有1个病灶的情况下，可以进行手术。病灶数量较多时，需要给予抗癌药治疗。向脾、肾等脏器发生转移时，如果没有向其他部位转移，可以切除脏器。

不同部位出现复发、转移时主要的治疗方法

癌症	局部复发	远处转移
子宫颈癌	·盆腔内复发时，切除子宫、阴道、直肠下段、结肠、膀胱等（全盆脏器切除术）。因为需要做肠造口术和膀胱造口术，所以比初次手术范围大 ·放疗（首次治疗中未给予放疗或只有1~2处复发病灶时） ·化疗（抗癌药治疗）	·如果转移灶只有1个，可通过手术切除 ·多发转移时，需要使用抗癌药治疗
子宫内膜癌	·只在阴道残端（阴道前端）复发时，可进行放疗	·孤立性转移时，可通过手术切除（肺叶切除等） ·多发转移时，需要使用激素疗法和抗癌药治疗
卵巢癌	·外科手术 ·放疗	·出现腹膜种植转移时，给予抗癌药治疗 ·脑转移时，进行放疗

减轻疼痛的缓和医疗

对于癌症引起的疼痛和内心的痛苦，可以通过药物以及各种方法缓解。疼痛时不要强忍，可告诉医生、护士或朋友。

疼痛是需要积极治疗的症状

世界卫生组织（WHO）提出，对于癌性疼痛的缓和医疗"是通过预防和缓解疼痛，来改善患者及家属生活质量的方法"。同时也阐述了关于疼痛的治疗。"癌性疼痛是可以治疗的症状，也是应该治疗的症状"。患者不应该独自忍受疼痛。如果在疼痛较轻时就积极治疗的话，可以提高缓和医疗的效果。

复发转移的部位不同，疼痛的症状不同

疼痛的症状会根据癌症复发、转移的部位和性质不同而有所区别。通常癌性疼痛分为以下几种。

（1）内脏痛是"隐隐的像被按压一样的钝痛"。这是由于内脏受损或受压，消化道梗阻粪便等很难通过引起的。疼痛的部位没有癌细胞，必须通过检查来确定癌症的位置。

（2）皮肤及骨、关节、肌肉、结缔组织等躯体痛是"明显而又尖锐的疼痛、一跳一跳的痛"。特别是转移到骨等部位引起的疼痛。癌细胞向较深的部位转移后，会引起远离癌症的部位疼痛。

（3）神经病理性疼痛是"伴随麻木的刺痛"。其原因是癌细胞侵犯神经所致，疼痛会沿着神经传导通路，从末梢神经到脊髓、大脑等部位。

另外，肿瘤的体积增大或腹水增多后，由于腹部的张力增加也会引起疼痛。当癌细胞刺激盆壁的神经和坐骨神经时，腰、腿部还会出现钝痛。

子宫颈癌会出现盆腔内疼痛，子宫内膜癌及卵巢癌会出现转移灶的疼痛

子宫颈癌、子宫内膜癌、卵巢癌会伴随如下疼痛。

·子宫颈癌

子宫颈癌容易向盆腔内的膀胱、输尿管、肛门附近的直肠、腹膜、淋巴结等部位转移，引起内脏痛。例如，癌症病灶压迫到输尿管时，容易引起肾积水，会出现从侧腹部到下腹部疼痛。

子宫颈癌发生远处转移的情况并不多见，但是如果发生了骨转移，就会出现剧烈的疼痛，骨转移的部位也会变得非常脆弱，容易骨折。

·子宫内膜癌

子宫内膜癌不仅会在盆腔内复发，还多见向盆腔外的腹腔、肝、肺等部位转移。癌细胞扩散范围较广时，会引起内脏痛、躯体痛、神经病理性疼痛。

·卵巢癌

卵巢癌容易发生远处转移。如果转移到肺，会出现胸腔积液、持续性咳嗽、呼吸困难等症状，并刺激肋间神经引起剧烈的疼痛。如果发生腰椎或脊椎等骨转移，会出现腰腿疼痛、麻木、麻痹等症状。如果转移到脑，则会引起剧烈头痛及恶心。如果转移灶体积增大或出现腹水，会压迫腹部或神经引发疼痛。

向医生描述疼痛时需要注意的地方

每个人对于疼痛的感觉都不一样。即便是相同的症状，有的人对疼痛不敏感，而有的人对疼痛非常敏感。疼痛还会受到心理因素的影响，越害怕疼痛的人感觉越痛。

接受疼痛治疗时，可以向医生简要地述说以下几点。

（1）疼痛的部位：哪里疼？怎么疼？

（2）疼痛的发生时间及持续时间：疼痛从什么时候开始？持续了

多久？

（3）疼痛的影响：疼痛对日常生活造成了什么样的影响？

（4）止痛药的使用：以前是否出现过同样的疼痛？当时采取了什么治疗措施？效果如何？

如果能够准确地向医生描述疼痛，医生就能找出其原因，给予相应的治疗。

不同程度疼痛的治疗和缓解方法

·止痛药

一般的轻度疼痛：针对疼痛的症状，在排除不是由于炎症或肠梗阻等原因引起的情况下，可使用阿司匹林、对乙酰氨基酚等普通止痛药。而当患者出现肠梗阻时，首先要对肠梗阻进行治疗（住院后，禁食，胃肠引流减压，手术）。如果出现感染，需使用抗生素治疗。

剧烈的疼痛：使用吗啡等阿片类止痛药。包括粉状、片状、糖浆等口服制剂，以及注射、栓剂、贴剂等不同剂型，即便不能口服药物治疗的患者也能使用。开始服药后会产生恶心及便秘等不良反应，因此需要同时服用止吐药或缓泻药。大家都有种印象吗啡是在癌症晚期使用的药物，因此很多人不愿意接受治疗，但是在疼痛较为剧烈时使用吗啡，也不难缓解。吗啡使用剂量没有限制，也不会中毒。而且使用剂量很容易控制，疼痛减轻后，可以慢慢减量或停止使用。

·其他缓解疼痛的方法

放疗：骨转移引发的剧烈疼痛可以通过放疗缓解。

骨水泥：脊柱的疼痛，可以通过经皮椎体成形术（骨水泥）来缓解。骨水泥是类似于口腔科使用的黏合剂，在CT引导下将穿刺针注入患处，注入骨水泥。骨水泥在强化骨骼的同时，释放的热量（约70度）也能治疗疼痛。接受这种治疗的患者中，有将近半数的患者疼痛完全消失，剩下的患者大多数也不再需要使用止痛药。

神经阻滞：神经受损后引发的疼痛，可以通过注射或置管后给予神经阻滞来麻痹神经。使用的药物包括暂时缓解疼痛的局麻药和永久缓解疼痛的神经毁损药。通过神经阻滞将感觉神经阻断，达到止疼效果。运动神经被阻断后，可以缓解肌肉紧张。交感神经被阻断后，血管扩张，血流变得通畅，疼痛得到改善。

按摩、针灸：当疼痛扩散到全身或疼痛部位周围的肌肉变得僵硬时，可以通过按摩和针灸来缓解紧张的肌肉，从而缓解疼痛。

· 心理治疗

焦虑、紧张、烦躁、焦躁等心理因素也会增强疼痛的感觉。

精神药品：当出现强烈的焦虑、恐慌、食欲不振、失眠等症状，感觉心理因素较为严重时，使用抗焦虑药及抗抑郁药，可以起到缓解肌肉僵硬，让身体变暖、放松、缓解疼痛的作用。

心理咨询：尽早解决工作、家庭开支、家人们的烦恼吧！去医院的癌症支援中心，向工作人员倾诉，有利于改善心情，也能缓解疼痛。

自律训练法（自我暗示）：把意识放到身体的各个部位，通过重复同样的语言进行自我暗示的方法，如"手脚变重了""手脚变暖了"等。可以通过自我暗示让身体放松，从而缓解肌肉僵硬，减轻内心的紧张，同时减轻疼痛感。

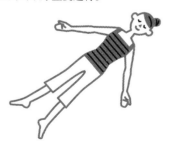

自律训练法

自律训练法是德国心理医生舒尔茨提出的方法。训练方法：仰卧位，轻轻打开手脚，在放松的姿势下，将下面的句子在心中默念 2~3 遍，在脑海中想象图像。按照右手、左手、右脚、左脚的顺序重复进行。

① 情绪稳定下来了
② 手脚变重了
③ 手脚变暖了
④ 心脏正在安静地、有规律地跳动
⑤ 正在轻松地呼吸
⑥ 肚子暖暖的
⑦ 额头凉爽，心情舒畅

当你打算选择放弃治疗时

尝试了抗癌药治疗及放疗后，仍然没有任何效果，就必须停止给身体带来较大负担的治疗，选择以缓和医疗为中心的治疗和护理。

停止抗癌药治疗的时机选择

当癌症的治疗持续时间较长，或长期使用抗癌药后，比起药物治疗带来的收益（效果），会出现越来越多的不利因素（不良反应带来的痛苦等）。

肿瘤不但没有变小，症状还时好时坏，没有得到改善。尽管如此，"因抗癌药引起的恶心及倦怠持续存在，没有食欲，卧床不起，生活也毫无乐趣。""虽然知道为了治好癌症，这点不良反应不算什么，但是真的感觉很痛苦。"如果处于上述状态，是应该继续使用没有明显效果的抗癌药治疗，还是应该选择放弃治疗，从不良反应中解脱出来、提高自己的生活质量（QOC）呢？很多患者会面临两难的选择。

·停止治疗的标准

如果出现以下情况，就可以选择停止抗癌药物治疗。①即使使用了抗癌药物，肿瘤也没有变小；②即使使用了抗癌药物，癌症病灶的个数也没有减少；③比起抗癌药物产生的效果，不良反应对身体造成的影响更大；④体重减轻，身体消瘦；⑤能做的治疗都已经做过了；⑥比起治疗认为提高生活质量更为重要。如果已经发展到这个时期的话，不如先停下来，总结一下迄今为止的治疗方法、治疗效果、不良反应及生活质量，并进行调整。特别是生活质量。想清楚以后你想过怎样生活，想做什么，想和家人及朋友一起度过怎样的时光。

在保证生活质量的前提下与癌症共处

选择是否继续治疗当然不是一件容易的事情，甚至会感到不安和绝望。"如果停止治疗的话，会变成什么样子？""怎么缓解疼痛和令人痛苦的症状？""病情恶化时，该怎么应对？""我还能活多久？""放弃治疗是不是意味着放弃生命？"当选择停止抗癌药治疗时，推荐以缓和医疗为主的医疗体系。治疗的目的是解除患者的痛苦及不适症状，回归患癌前的日常生活。也是为了患者能够在剩下的时间里，与"癌症"共处，按照自己的生活方式度过余生。

·缓和医疗的优点

从抗癌药治疗切换到缓和医疗后，可以获得如下效果：使用抗癌药后产生的恶心、头痛、倦怠等症状消失，每一天都能够心情舒畅地度过；从不良反应的痛苦中解放出来，食欲也会增加；停止抗癌药治疗后，属于自己的时间增加了，可以享受自己的兴趣爱好；即便停止抗癌药治疗，被告知剩余生命也能超过1年等。

在自己喜欢的地方接受缓和医疗

选择缓和医疗时，需要考虑在哪里居住下来，由谁来照顾，想要和谁一起生活。可以作为缓和医疗的场所，有以下几种：缓和医疗病房（临终关怀）；在门诊接受治疗的同时在家静养，即缓和医疗门诊；在家接受上门治疗、护理，即居家缓和医疗。

·缓和医疗病房

缓和医疗病房是以使用医疗技术手段来缓解或消除患者因癌症带来身心痛苦为目的的病房。具备由医生、护士、药剂师、临床心理医生、社会工作者等专业人员组成的团队，为患者提供可以提高生活质量的医疗和护理。可以使用社会公共制度减少花费。

·缓和医疗门诊

居家生活时，根据需要前往门诊接受针对疼痛的治疗。有烦恼的话，也可以去癌症定点医院的癌症支援咨询中心进行咨询。

·居家缓和医疗

在家里静养期间，接受由诊所提供的上门诊疗服务，或由上门看护服务站的医生、护士、药剂师、营养师等提供的缓和医疗和护理。

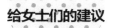

发现阴道不规则出血，
请及时去妇科就诊

常见于年轻女性的子宫癌

子宫癌及卵巢癌等妇科癌症，随着性行为的低龄化，发病率再次开始升高，特别是在 25~35 岁的年轻女性。虽然妇科癌症的 5 年生存率较高，是比较容易治愈的癌症，但近 10 年的死亡率也在不断上升。

阴道不规则出血是标志之一

在癌症初期患者几乎没有自觉症状。虽然有的患者会说"话说回来，确实下腹部有些坠痛感"，但是那只不过是确诊后自己的印象。

只有一个可以算得上征兆的就是早期出现的阴道不规则出血。

在月经以外的时间出现阴道出血

如果发现内裤上有微量的血迹、性行为后出血、像月经一样断断续续的阴道不规则出血的话，请立即去妇科就诊。通过检查确认是否患癌症。也可能是因为排卵日，卵子从卵巢脱落时引起的出血（中间出血的生理现象）；或性交时产生的接触性出血等，没问题的可能性也很大。但是如果是因为癌症引起的出血，通过检查可以在较早期被发现。

定期接受检查

即便在出现不规则阴道出血时进行了妇科检查，但确诊时癌症可能也已经恶化。因此，在出现自觉症状前发现癌症更加重要。推荐大家去做子宫颈癌筛查。只需要几分钟即可完成。20 岁之后应该定期去妇科接受筛查。

即使很健康也要每1~2年
做1次妇科癌症筛查

癌细胞会在 5~10 年内增殖

没有阴道不规则出血及腥臭味的白带，月经也很正常。即便你觉得自己很健康，癌细胞也可能正在增殖。被引起子宫颈癌的人乳头瘤病毒（HPV）感染后，要经过 5~10 年的增殖，才变为肉眼可以看到的癌症病灶。如果定期接受子宫颈癌筛查，一般能在癌变前的"异型增生"阶段发现，通过能够保留子宫的锥切术即可治愈。

筛查是早期发现癌症的途径

即便得了癌症，早期也基本上没有任何自觉症状。因此，只有通过定期筛查，才能预防子宫癌。

在年轻人中，也有害怕万一筛查后自己被确诊的人。但是，如果能通过筛查在早期发现癌症的话，一般是可以治愈的。据日本抗癌协会的数据显示，2014 年在日本全国接受筛查的人群中，子宫颈癌的发现率为 0.01%，子宫内膜癌为 0.13%。而且大多数是处在极早期，能够治愈的阶段。

在日本筛查时可使用优惠券

日本厚生劳动省为了能够在早期发现、治疗癌症，降低癌症的死亡率，以 20~40 岁的女性为对象，发放"子宫颈癌筛查免费券"。使用这个优惠券可以免费接受筛查。另外，在各地区也能以较低的价格接受公共子宫癌筛查。能够使用免费优惠券接受子宫颈癌筛查的年龄分别是 20 岁、25 岁、30 岁、35 岁、40 岁。

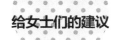

家人患有卵巢癌，建议接受遗传基因检测

遗传性卵巢癌

虽然引起卵巢癌、子宫内膜癌的原因大多数是后天的，但是也有极少数是因为遗传基因导致的。这种情况被称为家族性肿瘤或遗传性肿瘤。其中具有代表性的疾病有林奇（Lynch）综合征、遗传性乳腺癌和卵巢癌。

林奇（Lynch）综合征

林奇综合征是因为 DNA 错配修复基因出现先天变异，以大肠为首可以诱发各个脏器肿瘤的疾病（参见第 28 页）。平均发病年龄为 43~45 岁，女性的 20%~60% 会患子宫内膜癌。疑似林奇综合征时，需要抽血进行基因检测来确诊。

如果被确认为林奇综合征，建议从 30 ~ 35 岁开始，每 1~2 年进行 1 次子宫内膜癌及卵巢癌筛查。

遗传性乳腺癌—卵巢癌综合征（HBOC）

先天携带遗传基因变异的人，70 岁之前有超过 50% 的患乳腺癌，20%~40% 患卵巢癌。特别是卵巢癌很难在早期发现，因此如果发现有诱发卵巢癌的致病基因，可以在发病前切除卵巢和输卵管来预防癌症。

可能会遗传给孩子

林奇综合征和遗传性乳腺癌—卵巢癌综合征的遗传率均约为 50%。如果母亲患有遗传性卵巢癌，就有遗传给孩子的可能性。

遗传基因检测是通过采集的血液，检测基因的简单方法，但是对检测结果的解释及做出与之对应的诊断是有困难的。因此，必须去专业的机构检查。具备正确的知识也很重要。

充分理解之后，
接种子宫颈癌疫苗

诱发子宫颈癌的原因是感染人乳头瘤病毒

子宫颈癌是在无法消除人乳头瘤病毒（HPV）的状态下，几年到几十年持续被感染后癌变的产物。HPV 有 100 种以上类型，其中癌变风险较高的是 16 型和 18 型。

在少女时期就有必要接种 HPV 疫苗

预防子宫颈癌的疫苗，是在持续感染的 HPV 中，仅针对风险较高的 16 型和 18 型病毒，刺激体内产生抗体，预防感染的疫苗。如果已经被 16 型和 18 型 HPV 病毒感染，即便接种了疫苗，也无法清除病毒。因此，原则上是在没有性交经历的少女时期接种。

接种 HPV 疫苗的不良反应

但是，接种 HPV 疫苗后出现的不良反应也成了社会问题。接种人群中有 10% 以上出现注射部位的疼痛、肿胀、瘙痒、腹痛、肌肉疼痛、关节疼痛、头痛。 有 1%~10% 出现荨麻疹、眩晕、发热。有不到 1% 出现感觉异常、麻木、无力。此外，还可能会出现手脚疼痛和昏迷等症状（日本厚生劳动省发表）。

不劝谏接种，但是可以自行接种

对于子宫颈癌疫苗（HPV 疫苗）的定期预防接种，虽然目前没有呼吁大家积极接种。但是如果有这个意愿的人，可以定期进行接种。接种前要综合考虑接种疫苗带来的不良反应与预防宫颈癌的利弊关系，再进行接种。

●主编介绍

加藤友康

日本国立研究开发法人，国立癌症研究中心中央医院妇科肿瘤科主任。

医学博士

1983年，毕业于日本东京医科齿科大学医学部。曾在日本国立癌症研究中心、癌症研究会附属医院进修。自2006年起，在日本国立癌症研究中心中央医院妇科肿瘤科工作。年平均手术量约为70台。从事妇科癌症医疗工作至今已有34年。

日本妇产科学会认证医生，日本妇科肿瘤学会专科医生，日本临床细胞学会细胞诊断学专科医生，国际细胞学会认证细胞病理学医生，日本癌症治疗认证医生。

著有《想了解更多的子宫癌·卵巢癌》（日本保健同人社），《得了子宫癌·卵巢癌后》（日本保健同人社），《子宫·卵巢癌手术后100天食谱》（日本女子荣誉大学出版社）等。